# 常见疾病护理与护理管理

主编 魏 莹 邓 凤 孟 文 郑嘉琪 孙 平

上海科学技术文献出版社

图书在版编目（CIP）数据

常见疾病护理与护理管理 / 魏莹等主编．-- 上海 ：上海科学技术文献出版社，2024．-- ISBN 978-7-5439-9124-8

Ⅰ．R47

中国国家版本馆 CIP 数据核字第 2024VC7637 号

责任编辑：王　珺

**常见疾病护理与护理管理**
**CHANGJIAN JIBING HULI YU HULI GUANLI**
魏　莹　邓　凤　孟　文　郑嘉琪　孙　平　主　编
出版发行：上海科学技术文献出版社
地　　址：上海市长乐路746号
邮政编码：200040
经　　销：全国新华书店
印　　刷：北京兰星球彩色印刷有限公司
开　　本：787*1092　1/16
印　　张：18.5
字　　数：25万字
版　　次：2024年7月第1版　2024年7月第1次印刷
书　　号：ISBN 978-7-5439-9124-8
定　　价：148.00元
**http://www.sstlp.com**

# 《常见疾病护理与护理管理》

# 编委会


主　编

魏　莹　枣庄市峄城区人民医院

邓　凤　枣庄市立医院

孟　文　枣庄市峄城区人民医院

郑嘉琪　枣庄市峄城区人民医院

孙　平　枣庄市峄城区人民医院

副主编

张玉颖　枣庄市峄城区人民医院

田　情　枣庄市峄城区人民医院

李翠萍　枣庄市峄城区人民医院

吴婧菡　枣庄市峄城区人民医院

刘　迪　枣庄市峄城区人民医院

吴　巧　枣庄市峄城区人民医院

周清军　枣庄市峄城区人民医院

周　艳　枣庄市峄城区人民医院

# 前　言

在当今医疗体系中，护理工作扮演着举足轻重的角色。它不仅是医疗治疗的重要补充，更是确保患者康复、提升医疗质量的关键环节。随着医学科学的不断进步和人们对健康需求的日益增长，护理工作的专业性和复杂性也日益凸显。为此，我们编写了《常见疾病护理与护理管理》一书，旨在为各级护理人员提供一部全面、实用、权威的参考指南。

本书在内容上力求全面覆盖护理工作的各个方面，从基础护理操作到临床各科疾病的护理，都做了详尽而系统的论述。我们不仅介绍了内科、外科、妇产科、儿科等各科疾病的临床表现和辅助检查方法，还重点阐述了针对这些疾病的护理措施，使护理人员能够迅速掌握并应用于实际工作中。

在护理管理方面，本书同样倾注了大量心血。我们深知，高效、规范的护理管理是提升护理质量、保障患者安全的重要基石。因此，书中详细介绍了护理各项工作制度、各级护理人员职责、护理人员资质标准、护理人员技术能力要求以及护理服务流程等，为护理管理者提供了宝贵的参考依据。

在编写过程中，我们始终秉持“精练、实用、重点突出”的原则，力求使全书内容既易于理解又便于查阅。我们相信，无论是对于初入护理行业的年轻护士，还是对于经验丰富的资深护理专家，本书都能成为他们提升专业技能、优化护理管理的重要工具。

此外，我们还特别注重将最新的护理理念和研究成果融入书中，使本书能够紧跟时代步伐，反映护理领域的最新进展。我们相信，通过不断学习和实践，护理人员将能够更好地服务于患者，为医疗事业的发展贡献自己的力量。

# 目录

# 第一章　内科系统疾病护理

## 第一节 心血管系统疾病一般护理

1.执行内科疾病一般护理常规。

2.将病危病人病情通知家属。做好入院介绍。

3.心功能一级者适当休息，避免过重体力活动；心功能二级病人体力活动稍受限制，应注意休息。心功能三级者体力活动明显受限制，应以卧床休息为主；心功能四级者体力活动完全丧失，须绝对卧床休息，并注意精心护理，避免不良刺激。

4.测量脉率、心率、心律，一般测 1 分钟，如脉搏不规则，应连续测 2 分钟，有脉搏短绌时，需 2 人同时测心率与脉搏，并做好记录。

5.呼吸困难者给予氧气吸入并采取半卧位。肺水肿病人可吸入经 50%～70%酒精湿化的氧气。

6.给无盐或低盐饮食，严重水肿者应限制摄水量。少食多餐，多吃新鲜蔬菜，保持大便通畅。禁烟、酒、浓茶、咖啡及其他刺激性食物。

7.病室要安静、清洁并减少探视。

8.严密观察心率、心律、血压、体温、呼吸、尿量、体重、咳痰量及性质的变化，记录出入量。

9.长期卧床及全身水肿的病人，应加强皮肤护理。床铺要平整，定时翻身，动作轻柔，避免病人用力而加重心脏负担。

10.用洋地黄类或奎尼丁药物时，应严格掌握给药时间及药物剂量。每次给药前应数心率。遇心律突然变化、变慢或不规则时，应考虑洋地黄、奎尼丁药物中毒。如心率<60 次 / min，可先停药并通知医师，观察有无恶心、呕吐、头

晕、视物不清、黄视、耳鸣、心律不齐等中毒表现。

11.备好各种与急救有关的器械和药物，如心电图机、除颤器、血流动力学检查装置、氧气、吸痰器、强心剂、镇静剂、抗凝剂、升压药及抗心律失常药等。仪器要放在规定位置，药品要齐全，并经常检查，保持足量。

12.掌握心肺复苏术和一般心电图知识，熟悉各种心血管疾病的处理原则。

13.做好出院前卫生宣教工作。讲明怎样巩固疗效，如何预防复发及定期复查等。

## 第二节 心力衰竭护理

（一）执行心血管系统疾病一般护理 。

（二）Ⅲ度心力衰竭须绝对卧床休息，并取半卧位或伏坐卧位，两腿下垂，以减轻肺淤血，减少肺部挤压，改善呼吸。

（三）对急性肺水肿病人，须分秒必争，配合医师立即处理。

1.专人守护，并给予精神安慰，使病人情绪稳定，消除恐惧感。

2.高流量吸入经50%～70%酒精湿化的氧气（可达6～8L / min），以降低肺泡内泡沫的表面张力，使泡沫破裂，易咳出。注意及时吸痰。

3.根据医嘱可给吗啡或哌替啶，便于病人安静及减轻呼吸困难。但对休克、老年慢性支气管炎、肺内感染者忌用。

4.应用洋地黄类注射剂时，注意速度应缓慢，同时观察病人的心率、心律的变化。

5.根据医嘱给血管扩张剂及糖皮质激素药，并注意观察血压。

6.用止血带轮流扎四肢近端。先扎三个肢体，5~10分钟轮换一个，以减少回心血量，减轻症状。注意勿使肢体变紫或坏死。

（四）皮下水肿时，注意勿擦破皮肤，保持床铺平整干燥，避免发生褥疮。

（五）了解洋地黄制剂的作用、用法及副作用。

1. 洋地黄系钠钾 ATP 酶抑制剂，抑制细胞内外钠钾交换，以钠钙交换代替，使细胞内高钙低钾，以致在增加心肌收缩力的同时，引起心律失常，特别是室性心律失常。同时，亦可直接通过兴奋迷走神经或间接作用，降低窦房结的自律性。因此，每次服用洋地黄药物前，应测心率，若低于 60 次 / min 应立即停药，并通知医师。

2. 早期中毒症状为食欲减退、恶心、呕吐、腹泻、头痛、头晕、色视的改变。一旦发生中毒反应，除立即停药外，可口服 10%氯化钾 10ml，每天 3 次，也可按医嘱静脉点滴 10%葡萄糖 500ml，内加适量氯化钾，对频发期前收缩或室性心动过速，按医嘱给予利多卡因、苯妥英钠治疗。

（六）用利尿剂时，记录 24 小时尿量，观察有无水电解质紊乱。

## 第三节 风湿热护理

1. 执行心血管系统疾病一般护理 。

2. 风湿活动时应适当休息，心肌炎或心脏病须绝对卧床休息，待体温、血沉、心率正常及症状基本消失后，可逐渐活动。如活动后心率明显增快，表示病情不稳定，仍应绝对卧床休息。

3. 给予高蛋白、高维生素饮食。

4. 水杨酸合剂及阿司匹林等药物宜在饭后服用，因此类药物对胃有刺激，也可与氢氧化铝凝胶同服。严密观察过敏作用，如耳鸣、头晕、恶心、呕吐、出血倾向、凝血酶原时间延长等。

5. 向病人及家属解释应用青霉素的重要性，按医嘱注射此药，不可自行中断。病情稳定后改为长效青霉素，每月注射 1 次，服用激素者，在病情达到控制后应逐渐减量。

6.关节红肿严重时可用支架，以免关节受压。整理床铺应避免震动，以防引起疼痛。对舞蹈病病人须防止坠床。

7.发热病人鼓励多饮水。注意体温与脉搏的比例变化。一般心率快，体温不很高。经常更换内衣并避免感冒，及时清除呼吸道病灶。

## 第四节 风湿性心脏病护理

（一）执行心血管系统疾病一般护理 。

（二）注意休息。本病病程长，早期无症状。心功能一至二级可以轻度活动，有风湿活动及并发症者应卧床休息，并给予安慰。

（三）预防感冒。

（四）根据病情需要配合医师做血流动力学监测。应用洋地黄时禁用钙剂，以免发生协同作用，导致洋地黄中毒。

（五）一旦有风湿活动，如发热、红肿、血沉快，应按医嘱给抗风湿治疗及休息。

（六）严密观察体温、心率、心律、血压、呼吸、咳嗽及咳血痰，注意有无并发症出现。服用洋地黄或奎尼丁时，密切观察疗效及副作用。作用利尿剂时准确记录出入量，观察有无低钾或水电解质紊乱症状。

（七）单纯二尖瓣狭窄需做二尖瓣球囊扩张的病人，应做好术前准备及术后护理。

（八）并发症护理

1.心力衰竭执行心力衰竭护理常规。

2.心房纤颤给此类病人数脉搏时，按脉搏短绌数计算。服用奎尼丁治疗时，应观察心率及心电图 Q-T 间期的变化，并注意休息。电除颤治疗时，要了解电除颤的全过程。密切配合医师成功转复。术后注意神志、心率、心律、血压的变化。护理病人至清醒、防止坠床。

3. 亚急性细菌性心内膜炎执行心内膜炎护理常规。

4. 栓塞后的护理

（1）脑栓塞按偏瘫护理。勤翻身，预防褥疮。

（2）协助病人肢体活动。

（3）饮食以流质为主，逐渐改半流质。

（4）用血管扩张剂时应观察疗效。

（5）两周后可行针灸治疗。

（6）观察有无腰疼、血尿和蛋白尿，突然出现的上腹剧疼和脾肿大，突然出现的剧烈胸痛、气急、发绀、咯血、休克、肢体剧痛、动脉搏动消失和局部皮肤苍白、发凉、发绀甚至坏死等肾栓塞、脾栓塞、肺栓塞、四肢动脉栓塞的症状，绝对卧床预防栓塞大血管而突然死亡。

（7）对栓塞后病人要做好心理护理。

（8）对肾栓塞病人需加强尿液的观察；肢体栓塞病人局部可施以热敷（或冷敷），也可早晚温水浸泡；肺栓塞出现休克病人，应对症应急处理。部分病人须抗凝治疗或手术摘除栓子，应注意出血倾向及有关护理。

（九）做好出院前卫生宣教工作。按时服药，定期复查，建议风湿稳定后切除扁桃体，生育期女病人应避孕或节育等。

## 第五节 高血压病护理

（一）执行心血管系统疾病一般护理 。

（二）轻度高血压可做一般日常工作；中度高血压适当休息；严重高血压尤其舒张压在 14.6kPa（110mmHg）以上者宜卧床休息。

（三）舒适安静的环境与良好的服务，可使病人保持平静的心情。根据病人不同性格予以指导，训练自我控制能力。

（四）饮食应以低动物脂肪、低胆固醇为主，超体重者应控制饮食量。多吃蔬菜、水果，限制钠盐，忌烟酒。

（五）熟悉各种降压药物的使用方法及副作用，其中有利尿剂、中枢性降压药、交感神经抑制剂、血管扩张剂，血管紧张素转换酶抑制剂和复方制品类。如中枢性降压药可乐定可致口干、软弱、嗜睡、心动过缓，长期服用可致糖尿；甲基多巴可致嗜睡、昏沉、药物热及肝功能损害；血管扩张药米诺地尔可引起水肿、毛发增多；交感神经抑制剂胍乙啶和血管扩张药均可致直立性低血压等。如出现副作用，应及时通知医师。

（六）严密观察病情，注意合并心、脑、肾病的护理，观察有无头痛、头晕、恶心、呕吐、气促、面色潮红、视物模糊、肺水肿等。

1. 高血压心脏病病人如有心力衰竭出现，按心力衰竭护理，伴有冠状动脉硬化者，常突然心绞痛，应立即通知医师，协助处理。

2. 高血压危象时，绝对卧床休息。按医嘱给予降压、解痉、脱水剂、镇静剂，并加床挡以防意外。注意皮肤及口腔护理。用硝普钠降压时，注意该药溶液对光敏感，需新鲜配制，纱布包裹，并做好血压监护。大剂量或应用时间较长者，可发生硫氰酸中毒，应酌情应用。

3. 合并脑出血和脑血栓形成时，执行脑出血和脑血栓护理常规。

4. 出现尿毒症时，执行尿毒症护理常规。

## 第六节 心绞痛护理

1. 执行心血管系统疾病一般护理 。

2. 心绞痛发作时，就地停止活动，严重者需给半卧位，绝对静息。注意保暖，给氧气吸入，按医嘱给硝酸酯类药物，缓解心绞痛。

3. 避免诱发因素，如过度活动、精神紧张、饱餐、寒冷、饮酒、狂欢、生气、大便干燥等。

4. 限制动物脂肪与胆固醇饮食，可用植物油及清淡饮食。保持大便通畅，少食多餐，忌烟酒及浓茶。

5. 观察心率、心律、血压、疼痛性质及胸痛发作时心电图的改变。如疼痛程度发生变化或发作频繁，ST 段有改变，服药后效果不佳，应及时通知医师。观察抗心绞痛药物的不良反应，如头胀、头昏、面红等，对心绞痛药物敏感者可发生直立性低血压，平卧或减量可好转。

6. 指导病人正确用药，随身常备保健盒，预防复发。做力所能及的体育锻炼，劳逸结合，定期复查等。

## 第七节　心肌梗死护理

（一）执行心血管系统疾病一般护理 。

（二）绝对卧床休息 1 周，保持环境安静，减少探视，防止不良刺激。解除焦虑。第二周可在床上做四肢活动，第 3～5 周可协助病人离床站立，逐渐在室内缓步走动。病重合并严重并发症者，卧床时间可延长。

（三）最初几日可间断或持续吸氧。

（四）在冠心病监护室监测心电图、血压和呼吸 5～7 日，必要时监测肺毛细血管压和静脉压。做好插漂浮导管的术前准备和术后护理。

（五）给予低钠、低脂肪、易消化的饮食为宜。开始流质，逐渐改为半流质饮食，切忌饱餐。多吃水果、蔬菜，保持大便通畅。避免用力大便，如便秘可给缓泻剂。

（六）及早解除疼痛。按医嘱给予杜冷丁、可待因、罂粟碱、硝酸甘油等药物。对顽固性疼痛可用人工冬眠疗法，但要密切监测血压。

（七）起病 3～6 小时的病人可行静脉内溶栓，要观察出血倾向。经常化验病人的尿、大便、凝血时间及凝血酶原时间。尿中出现红细胞往往是出血的早期征象，及时通知医师。

（八）输液速度勿过快，根据病情每分钟 15~40 滴，观察有无肺水肿出现。

（九）观察有无三大并发症出现。

1. 严重观察示波器上的心电图变化，如有室性期前收缩或室性心动过速，立即用利多卡因 50～100mg 静脉注射，继以 1～3mg / min 的速度静脉滴注维持。发生室颤时，尽快配合医师采用非同步直流电除颤。心率低于 50 次 / min，可用阿托品治疗。当二度房室传导阻滞药物治疗无效时，应配合医师安装临时起搏器。

2. 密切观察血压、神志、表情、面色、出汗、心率、尿量、口渴、末梢循环等。如有休克发生，每 10～15 分钟测血压、呼吸、心率一次。记录尿量。取休克卧位，注意保暖。根据休克的不同原因，按医嘱采取不同疗法：如补充血容量，给升压药、血管扩张药、糖皮质激素，纠正酸中毒等。有条件者可采用主动脉内气囊反搏术辅助循环，然后做坏死心肌切除等手术。若用升压药时应防止液体外渗，以免引起组织坏死。

3. 严密观察心率、呼吸、肺部啰音的变化。如有心力衰竭（主要是急性左心衰竭），要安慰病人，使其安静，按医嘱给予吗啡或哌替啶、利尿剂与血管扩张剂。无低血压、呼吸困难病人可选用半卧位。备好各种药物与器械，积极配合治疗。

（十）出院时告知病人，注意劳逸结合，避免诱发因素；按时服药，随身常备扩张冠脉药物；定期复查；当病情突然变化时应采用简易的应急措施等。

## 第八节 心肌病护理

1. 执行心血管系统疾病一般护理　。

2. 适当休息。如有心力衰竭、严重心律失常及栓塞症状，应绝对卧床休息，以免活动引起突然心跳停止等。

3. 低钠、高蛋白、高维生素饮食，少量多餐。高热时给营养丰富的流质或半流质饮食。

4. 呼吸困难时给予氧气吸入，半卧位。烦躁不安者应用镇静剂，心律失常、心力衰竭、心源性休克者参阅有关章节的护理。

5. 注意观察心率、心率、脉搏、血压、呼吸、体温、尿量等变化。注意有无水肿及其程度以及栓塞症状等。如有异常，及时通知医师，并协助处理。

6. 根据医嘱给予细胞代谢促进药，如三磷酸腺苷、辅酶 A、细胞色素 C、维生素 C，加入 5%～10% 的葡萄糖内静滴，每日 1 次，10～14 日为一个疗程。给强心剂、抗生素、抗凝剂或溶栓剂及β-受体阻滞剂、极化液及低分子葡萄糖酐等。严密观察药物的副作用与毒性反应。

7. 心肌病病人对洋地黄较敏感，易中毒，应使用短效制剂为妥，并严格掌握剂量。

8 出院前指导病人预防感冒，按时服药，注意休息，避免劳累，防止情绪激动，定期复查。

## 第九节　房性期前收缩护理

1. 执行心血管系统疾病一般护理　。

2. 根据病情适当休息。

3. 多数房早没有症状，尤其无器质性心脏病者，一般不需要特殊护理。应耐心向病人解释房早的危害性，消除其顾虑，劝告病人戒酒、戒烟，避免情绪激动和体力过劳等诱发房早的因素。

4. 房早频繁可配合示波器或动态心电图进行观察。

5. 无诱因者遵医嘱试用温和的镇静剂或β-受体阻滞剂，如无效可选用奎尼丁、普鲁卡因胺或其他同类药。

6. 用药治疗期间要观察药物的不良反应及心率、心律的变化。

7. 如有器质性心脏病，按有关心脏病的护理常规进行。

## 第十节 阵发性室上性心动过速护理

1. 执行心血管系统疾病一般护理 。

2. 卧床休息，安慰病人，避免恐惧及用力动作。

3. 观察血压。如无低血压，刺激迷走神经，尤其是按摩颈动脉窦，能使80%的病人发作终止。方法有：①用压舌板刺激悬雍垂，诱发恶心、呕吐；②深吸气后屏气，用力做呼气动作；③按摩颈动脉窦，病人取仰卧位，先按摩右侧5～10秒，如无效则按摩左侧，切不可两侧同时按摩，以免引起脑缺血；④压迫眼球，病人取平卧位，闭眼并向下看，用拇指在一侧眶下适度压迫眼球上部，每次10秒，青光眼或高度近视者禁忌。配合医师观察病情，如发现心率突然减慢，立即告诉医师停止刺激。

4. 上述方法无效时可按医嘱用下列药物：新司地明，有器质性心脏病或支气管哮喘者忌用；抗心律失常药等。应用升压药者应注意疗效和副作用。

5. 对洋地黄毒性作用所致的房性心动过速伴有房室传导阻滞的病人，可给钾盐、苯妥英钠、普鲁卡因胺、胺碘酮、普罗帕酮、奎尼丁等。

6. 药物无效时，及时通知医师，进行同步电复律。备好物品，并注意观察病情变化。

7. 发作终止后，指导病人避免情绪激动，禁烟酒。遵医嘱按时服用地高辛、奎尼丁、维拉帕米、普萘洛尔等药物，以预防复发。嘱病人定期复查。

8. 有器质性心脏病者仍按原心脏病护理。

9. 反复发作且药物治疗无效需做射频消融术者，应做好术前准备与术后护理。

## 第十一节　阵发性室性心动过速护理

1. 执行心血管系统疾病一般护理　。

2. 绝对卧床休息。严密观察病人的心率、血压、呼吸，必要时行心电监护。严防病人发生休克、心力衰竭和心室纤颤。

3. 做好精神护理，必要时给予镇静剂。

4. 发病危通知。立即氧气吸入。

5. 准备好除颤器，必要时电除颤。

6. 按医嘱给予利多卡因，绝大多数病人有效。利多卡因易引起低血压，应严格观察血压变化，滴速要调整好，不超过 3mg / min。

7. 准备好器械和药物，如发生室颤，立即通知医师，并配合抢救。做好观察记录。

## 第十二节　心房扑动和颤动护理

1. 执行心血管系统疾病一般护理。

2. 心室率显著增快及有心力衰竭者应绝对卧床休息。阵发性或心室率不快者，可适当休息。必要时给镇静剂或氧气吸入。

3. 严密观察心率、心律、心功能和栓塞症状等。由于心房颤动有脉搏短绌现象，故脉率不代表心率，心率数以听诊为准。两人同时测心率和脉率 1 分钟，按脉搏短绌记录在体温单上。

4.如心房扑动，心律突然不规则或出现二联率，或心室率突然规则地增快1倍，应及时描记心电图，并通知医师处理。

5.心律极不规则的房颤病人，在用洋地黄过程中，心律突然变为规则，多提示严重洋地黄中毒，应立即描记心电图，并通知医师。

6.应用奎尼丁治疗中应密切观察有无头晕、晕厥、呼吸困难、呕吐、腹泻及心电图上QRS期间及Q-T期间增宽等，每次服药前应测心率及血压。如心率减慢，血压明显下降，应暂缓给药，通知医师处理。

7.配合医师进行电转复，做好术前准备、术后配合与术后处理。

8.出院前指导病人如何预防复发、怎样用药，如何识别药物副作用及定期复查等。

## 第十三节 房室传导阻滞护理

1.执行心血管系统疾病一般护理 。

2.Ⅰ度房室传导阻滞，无自觉症状者，可适当休息。一般由急性心肌炎、急性心肌梗死、药物中毒引起者，不论阻滞程度轻重，均需绝对卧床休息。

3.Ⅱ度以上的阻滞应用心电监护观察心率、心律、血压、呼吸的变化。心率减慢至20～40次/min，收缩压偏高，舒张压偏低，脉压大时，要及时报告医师，预防阿-斯综合征发生，并做好抢救准备。

4.因洋地黄或奎尼丁中毒引起者立即停用有关药物。

5.Ⅱ度以上阻滞的病人给予吸氧。

6.给予营养丰富易消化的饮食，少量多餐。

7.长期服用阿托品、异丙肾上腺素治疗房室传导阻滞时，应注意观察药物的疗效和副作用。

8. 严重房室传导阻滞治疗最有效的方法是安装心脏起搏器，做好术前准备、术中配合及术后护理。

9. 风湿病引起的房室传导阻滞，出院后应避免感冒，建议病情稳定后切除扁桃体。

## 第十四节 病态窦房结综合征护理

（一）执行心血管系统疾病一般护理 。

（二）心率较慢或较快的病人，应卧床休息。病情严重者需绝对卧床休息。给予精神安慰和生活护理。

（三）氧气吸入。

（四）给予营养丰富易消化的饮食，少量多餐。

（五）观察病人的心率、心律、血压、呼吸、尿量的变化并做好记录。如心室率由慢突然明显增快（即心动过缓与心动过速交替发生），应通知医师，查明是否出现慢-快综合征。

（六）注意有无头晕、抽搐、胸闷、心悸、心绞痛、尿少等。如有上述症状，常提示心排血量不足引起心、脑、肾等血流量减少所致，应立即通知医师。

（七）配合医师做窦房结功能试验，如阿托品试验、食管心房调搏等，以明确诊断。

（八）对严重病例可按医嘱静脉推注阿托品或静脉滴注异丙基肾上腺素，注意观察治疗反应及有无副作用。

（九）对已经证明有症状的病窦综合征病人，应选择起搏治疗。做好安放起搏器术前准备和术后护理。

1. 术前准备

（1）向病人说明安放起搏器的目的、适应症及起搏器的价格等，取得病人合作。

（2）备皮。做青霉素、链霉素、普鲁卡因过敏试验。

（3）洗澡、更衣。

（4）术晨禁食，术前 30 分钟给予安定 10mg 肌肉注射。

（5）更换床单，紫外线照射房间及床铺。

（6）携带病历、药品、物品护送病人到导管室。

2. 术后护理

（1）安置病人，保持输液通畅。

（2）平卧或左侧 300° 卧位，3~7 日后可坐起或下床轻微活动。

（3）观察伤口有无出血、渗血，定期换药。

（4）观察心律、心率、血压、呼吸的变化，有条件者用心电监护。熟悉起搏心律的特征。如示波器上出现自主心律，说明起搏频率慢于自主心律，起搏冲动受到抑制。

（5）给营养丰富易消化的饮食。

（6）根据医嘱应用抗生素治疗，以防伤口感染。

（7）出院前嘱病人禁去磁、磁场。定期复查。

## 第十五节 心肌炎护理

1. 执行心血管系统疾病一般护理 。

2. 急性期卧床休息，注意营养。

3. 向病人做有关本病的常识介绍，使之能正确对待疾病，配合治疗和护理。

4. 观察体温、心率、心率、血压的变化，并做好记录，为诊断和治疗提供依据。

5. 对心力衰竭和心源性休克的病人执行心力衰竭和心源性休克的护理常

规。

6. 对房室传导阻滞的病人执行房室传导阻滞的护理常规。

7. 根据医嘱给予改善心肌营养与代谢的药物，如静脉点滴大剂量维生素 C、极化液、复方丹参、细胞色素 C、ATP 等药物，糖皮质激素不宜早用，洋地黄制剂慎用。

8. 病人在患病期间处于过劳或睡眠不足，可能在短时间内病情急剧恶化甚至死亡。应保证病人充分休息和睡眠，减少探视，保持环境安静，必要时给予镇静剂。

9. 做好出院前卫生宣教工作，避免过劳、复发与定期复查。

## 第十六节 心源性休克护理

1. 执行心血管系统疾病一般护理 。

2. 将头与腿分别抬高 30° ～40° ，以防膈肌及腹腔脏器上移，影响心肺功能，病人也较舒适。

3. 给予精神安慰，必要时给予镇静剂。

4. 高流量吸氧 4～6L / min。

5. 保持静脉通道通畅，便于治疗抢救。

6. 密切观察神志、面色、皮肤、呼吸、血压、心率、尿量及中心静脉压变化，做好记录。有条件者可置于监护室观察。

7. 注意保暖，避免受凉，禁用热水袋保温，宜加盖被子。做好口腔和皮肤护理，预防褥疮和肺部并发症发生。

8. 根据医嘱给血管活性药，如苯丙胺、多巴胺等提升血压。收缩压恒定维持在 12～13.3kP。或稍高。根据血压随时调整滴速和浓度，滴速不宜超过每分钟 30 滴，以防加重心力衰竭或引起肺水肿。

9. 熟悉各种抢救药品和器械的使用方法与注意事项，及时有效地进行抢救。

## 第十七节 慢性肺源性心脏病护理

1. 执行心血管系统疾病一般护理 。

2. 卧床休息。心肺功能衰竭时，应绝对卧床休息，呼吸困难者取半卧位，并持续低流量吸氧。

3. 给予高热量、高蛋白、易消化的饮食，心力衰竭时给低钠、低盐饮食。

4. 保持室内空气流通，开窗通风时避免直接吹风，以防受凉、室内交叉感染。

5. 密切观察呼吸、血压、脉搏、体温及神志变化。

6. 留痰观察并做痰培养及细菌药物敏感试验。

7. 注意口腔卫生，全身水肿时，做好皮肤护理，预防褥疮，用利尿剂时，严格记录出入量，防止电解质紊乱。

8. 保持呼吸道通畅。鼓励病人咳嗽及排痰，经常变换体位并轻拍背部，有利于痰液的排出，对咳嗽反射弱、无力排痰者，应经常吸痰。

9. 痰液黏稠时，应用雾化吸入，以解除支气管痉挛，稀释痰液，以利痰液排出。

10. 气管切开者，执行气管切开护理常规。

11. 应用呼吸兴奋剂时，不要用量过大或给药过快，以免出现呼吸过快、烦躁不安、面色潮红、出汗、呕吐、肌肉颤动等副作用。

12. 观察消化道出血和血管内凝血情况，如出现腹胀、呕吐咖啡样液体或柏油样便、牙齿出血、渗血、皮肤紫斑、血尿和阴道出血等，应立即通知医师。

## 第十八节 支气管肺癌护理

1. 晚期病人需卧床休息。呼吸困难取半卧位。

2. 给予高蛋白、高热量、多维生素、易消化饮食，鼓励病人多进食，增强抗病能力。

3. 观察咳嗽是否有进行性加重和以高音调金属音为特征的阻塞性咳嗽。

4. 做好精神护理，鼓励病人正确对待疾病，树立战胜疾病的信心。随时了解病人思想情况，严格交接班，以防意外。

5. 病人咯血时执行咯血护理常规。

6. 做纤维支气管镜窥视和活组织检查、胸腔穿刺放液和胸腔积液离心沉淀脱落细胞检查时，护士应做好术前准备和术中配合。标本及时送检。

7. 痰液脱落细胞检查时，痰液标本必须新鲜并送检，否则细胞溶解，不得辨认，影响检出率。

8. 进行放疗或化疗时，应注意放射线和化学药物的反应。如出现乏力、食欲减退、恶心、呕吐、白细胞减少等，应对症护理。应了解化学药物的用量、方法和药理作用，遵照医嘱准确给药。

9. 晚期病人发生胸痛时，以精神鼓励为主，劝告病人少用麻醉止痛，以免成瘾。

10. 保持床铺干燥，注意皮肤护理，预防褥疮发生。

11. 如有呼吸、发绀者，及时给予氧气吸入。

## 第十九节 支气管哮喘护理

1. 病室环境力求简单、清洁、安静。禁放花草，禁用毛毯等，以免诱发哮喘病。

2.密切观察病情和发作先兆。如出现喉部发痒、胸部闷胀，呼吸不畅、干咳、精神紧张等症状，应立即给予少量解除支气管痉挛药，制止哮喘发作。

3.哮喘发作时病人焦躁不安，应安慰病人，缓解紧张情绪，并给予氧气吸入。适量给予安定或氯氮等镇静药，禁用吗啡和大剂量的镇静剂，以免抑制呼吸。

4.取半卧位，或在床上放一个小桌，让病人伏桌而卧，以减少疲劳。出汗多时，及时擦干并更换内衣，避免受凉。

5.哮喘发作时按医嘱迅速给药，尽快减轻病人痛苦。注意观察药物反应。

6.严密观察病情变化，积极寻找发病规律和发作诱因。了解病人发病前的诱因，以便寻找变应源。

## 第二十节 上消化道出血护理

（一）病情观察

1.观察血压、体温、脉搏、呼吸的变化。

2.在大出血时，每15～30分钟测脉搏、血压。

3.观察神志、末梢循环、尿量、呕血及便血的色、质、量。

4.有头晕、心悸、出冷汗等休克表现，及时报告医师对症处理并做好记录。

（二）对症护理

1.出血期护理

（1）绝对卧床休息至出血停止。

（2）烦躁者给予镇静剂，门静脉高压出血患者烦躁时慎用镇静剂。

（3）耐心细致地做好解释工作，安慰体贴患者的疾苦，消除紧张、恐惧心理。

（4）污染被服应随时更换，以避免不良刺激。

（5）迅速建立静脉通路，尽快补充血容量，用5%葡萄糖生理盐水或血浆代用品，大量出血时应及时配血、备血，准备双气囊三腔管备用。

（6）注意保暖。

2. 呕血护理

（1）根据病情让患者侧卧位或半坐卧位，防止误吸。

（2）进行胃管冲洗时，应观察有无新的出血。

（三）一般护理

1. 口腔护理：出血期禁食，需每日清洁口腔。呕血时应随时做好口腔护理，保持口腔清洁，无味。

2. 便血护理：大便次数频繁，每次便后应擦净，保持臀部清洁、干燥，以防发生湿疹和褥疮。

3. 饮食护理出血期禁食：出血停止后按序给予温凉流质、半流质及易消化的软饮食；出血后3天未解大便患者，慎用泻药。

4. 使用双气囊三腔管压迫治疗时，做好双气囊三腔管的护理。

5. 使用特殊药物，如施他宁、垂体后叶素时，应严格掌握滴速不宜过快，如出现腹痛、腹泻、心律失常等副作用时，应及时报告医师处理。

（四）健康指导

1. 保持良好的心境和乐观主义精神，正确对待疾病。

2. 注意饮食卫生、合理安排作息时间。

3. 适当的体育锻炼、增强体质。

4. 禁烟、浓茶、咖啡等对胃有刺激的食物。

5. 在好发季节注意饮食卫生，注意劳逸结合。

## 第二十一节 代谢性内分泌系统疾病一般护理

1. 轻者休息或卧床休息，危重或做特殊检查者绝对卧床休息。

2. 给予各种治疗饮食，注意饮食是否符合规定，并劝其严格遵守膳食制度。

3. 按时测量身高，体重并记录。

4. 严密观察病情变化，发现异常及时与医师联系。

5. 了解、掌握内分泌疾病常用各种检查的目的、方法、注意事项及临床意义。并做好各种检查的准备工作，按时收集各种化验标本。

6. 加强宣教，保健指导，使患者熟悉防病治病的常识，了解随访意义，主动定期复查。

## 第二十二节 消化系统疾病一般护理

（一）病情观察

1. 及时了解有无呕吐、便血、腹痛、腹泻、便秘等。

2. 呕吐、呕血、便血、严重腹泻时，应观察血压、体温、脉搏、呼吸、神志，并详细记录次数、量、性质。

3. 腹痛时，注意观察其部位、性质、持续时间及与饮食的关系，如有病情变化及时汇报医师处理。

（二）一般护理

1. 危重及进行特殊治疗的患者，如上消化道出血、肝硬化晚期、肝昏迷、肝脓肿、急性胰腺炎等，应绝对卧床休息。轻症及重症恢复期患者可适当活动。

2. 饮食护理对溃疡病、肝硬化腹水、急性胰腺炎、溃疡性结肠炎等患者，指导食用易消化、高蛋白、低盐或无盐、低脂肪无渣的治疗膳食。

3. 当需要进行腹腔穿刺术、肝脾穿刺活检、纤维内镜、经皮肤肝穿刺介入疗法等检查者，应做好术前准备、术中配合、术后护理工作。

4. 备齐抢救物品及药品。

5. 加强心理护理，做好患者及家属的安慰工作，避免不良因素的刺激。

6. 严格执行消毒隔离制度，参照消毒无菌技术常规。

（三）健康指导

1. 调节饮食质量及饮食规律和节制烟酒。

2. 指导慢性消化系统疾病患者掌握发病的规律性，防止复发和出现并发症。

3. 向患者阐述一些与疾病有关的医疗知识。

4. 说明坚持长期服药的重要性。

5. 指导患者保持情绪稳定。

## 第二十三节 胰腺炎护理

（一）病情观察

1. 严密观察体温、脉搏、血压的变化，严格记录出入量。

2. 观察腹痛性质和部位有无变化。腹痛多位于上腹正中或稍偏左，呈刀割样剧痛。

3. 急性出血坏死型胰腺炎，观察有无休克发生，如面色苍白，皮肤湿冷，发绀、脉细、尿少，血压下降等。

4. 皮肤或巩膜黄染时，观察黄疸情况。

（二）一般护理

1. 绝对卧床休息，取侧卧位，并发休克时，安置休克卧位。

2. 行胃肠减压时，保持引流管通畅，记录引流液的性质和量。

3. 禁食期间每日给予口腔护理。

4. 疼痛减轻或消失后可进流食，少量多餐，忌蛋白，脂肪和酸性食物。

（三）健康指导

1. 向患者讲解疾病注意事项，避免精神紧张。

2. 生活规律、劳逸结合，避免暴食、暴饮、酗酒，预防复发。

## 第二十四节 糖尿病护理

（一）病情观察

1. 服用降糖药物时，观察有无恶心、呕吐、发热、皮疹、低血糖等反应。

2. 胰岛素治疗期间，严密观察有无低血糖反应。

3. 皮肤有无破溃，足部有无感染。

（二）一般护理

1. 饮食护理：合理控制饮食量，每日按规定进食，了解病人是否另进规定以外的食物。每周测量体重 1 次，了解饮食是否合乎治疗标准。

2. 足部和皮肤护理，每晚用温水泡脚，经常洗澡，勤换内衣，保持皮肤清洁，避免皮肤感染。

3. 注射胰岛素时剂量准确，严格按时间，无菌操作，经常更换注射部位。

4. 确诊为糖尿病酮症酸中毒时，执行酸中毒护理常规。

（三）健康指导

1. 详细介绍控制饮食的意义，教会患者胰岛素的贮存、注射剂量、消毒部位等，胰岛素与低血糖的关系，低血糖的紧急处理。

2. 随身携带糖尿病身份卡。

3. 避免精神紧张和刺激，注意个人卫生，切勿受凉，生活规律，防止外伤。

4. 合理运动。

## 第二十五节　脑出血护理

1. 急性期应绝对卧床休息，头部抬高 30°，可放置冰袋，减少不必要的搬动，以免加重出血。

2. 给予持续氧气吸入，保持呼吸道通畅，头偏向一侧。随时吸出口腔分泌物或呕吐物。

3. 密切观察血压、呼吸、脉搏、神志、瞳孔的变化，以便及时了解病情变化，直到病情稳定为止。

4. 遵医嘱给予降压药，但不宜降得过低，以防供血不足。一般维持在 150～160／90～100mmHg。

5. 遵医嘱给予脱水剂。注意水、电解质和酸碱平衡，注意心、肾功能，准确记录出入量。

6. 每 4 小时测体温 1 次。如体温超过 38℃，可头部、腋下放冰袋，降低脑代谢和颅内压。

7. 病情危重者，发病 24～48 小时内禁食，起病后 3 日如神志仍不清楚，无呕吐及胃出血者，可鼻饲流质饮食，并做好口腔护理。

8. 做好皮肤护理，按时翻身、拍背，预防褥疮。

9 . 恢复期要进行瘫痪肢体被动运动、按摩、针灸等，并加强语言训练，促进早日康复。

## 第二十六节　蛛网膜下腔出血护理

1. 绝对卧床休息 4～6 周，避免搬动和用力，头部置冰袋。

2. 根据医嘱给足量的止痛、镇静剂，以保证病人安静休息，一定避免用抑制呼吸中枢的药物。

3. 给高维生素、纤维素及营养丰富的饮食，保持大便通畅，适当限制入水量。

4. 观察体温、脉搏、呼吸、血压、意识、头痛程度、瞳孔恶心、呕吐等变化，如有意识障碍，剧烈头痛，瞳孔大小不等，血压升高，呼吸和脉搏减慢，有发生再出血和脑疝的可能，应及时通知医师，做好抢救准备。

5. 如有癫痫发作，根据医嘱给抗痉剂。

6. 根据医嘱应用脱水剂，注意观察水、电解质平衡。急性期间可使用大量止血剂，以防止再出血。为防止继发性动脉痉挛，可口服钙通道阻滞剂尼莫平。

7. 经造影证实有动脉瘤或脑血管畸形者，应力争手术治疗。

8. 做好出院前指导，不要情绪激动，过度劳累。女病人 1～2 年不要分娩等。

9. 其他小脑出血护理。

## 第二十七节 脑血栓形成护理常规

1. 卧床休息，加强皮肤、口腔、呼吸道及排便的护理，预防各种并发症，头部禁用冰袋。

2. 起病 24～48 小时，仍不能自行进食者可鼻饲流质饮食。轻度麻痹者，尽量让病人从口进食，但避免吸入性肺炎。

3. 根据医嘱给脱水剂，注意水、电解质的平衡。

4. 根据医嘱给抗血栓治疗。要观察出血倾向，如检查皮肤黏膜、结合膜有无出血点等，发现异常时通知医师处理。

5. 做好生活护理和心理护理。

6. 做好出院指导，如戒烟、戒酒，进行高蛋白、高维生素、低盐、低糖饮食。加强瘫痪肢体的锻炼和语言的训练。

## 第二十八节　高血压脑病护理

1. 绝对卧床休息，头高位，向家属交代病情，通知病危，专人陪护。

2. 备好各种抢救药物，迅速建立静脉通道，根据医嘱给药，按要求的速度滴注。

3. 密切观察血压的变化，每 15～30 分钟测一次，不宜降压过低，以免发生脑或心肌梗死。血压稳定后每 1～2 小时测血压一次，详细记录。

4. 注意神志、瞳孔、脉搏、呼吸及肢体肌力变化。

5. 心功能不全者，应用脱水剂要注意控制给药速度。并观察心律、心率的变化与水、电解质平衡，严格记录出入量。

6. 有癫痫发作者，执行癫痫护理常规。

7. 应用解痉药物时观察心率、心律、呼吸变化，注意药物反应，记录所用药物名称、剂量、时间、抽搐情况及发作停止时间。

8. 熟悉各种降压药的作用快慢、效果、持续时间及副作用。

9. 原发病为子痫者，注意有无产兆、阴道流血等情况，及时通知医师。

10. 危象解除后，嘱病人积极治疗原发病及控制高血压，预防复发。

## 第二十九节　周期性瘫痪护理

1. 发作时要卧床休息，观察呼吸、脉搏、血压的变化，避免过劳、感染和受寒等诱发因素。

2. 低钾型病人宜进高钾低钠饮食，忌高碳水化合物饮食，避免大量饮水；高钾型病人以高氯化钠、高碳水化合物饮食为宜；正常钾型宜食高盐、高糖饮食，加速症状消失。

3. 低钾型按医嘱给 10%氯化钾溶液，每小时 30ml 口服，至开始好转为止。

静脉补钾时滴速不宜过快，每小时不得超过 1g，以免影响心脏功能。

4. 观察心电图的变化，有无心肌劳累及传导阻滞。

5. 及时抽空腹血，了解血钾情况。

6. 合并甲状腺功能亢进或肾病时应治疗并发症，避免周期性瘫痪发作。

## 第三十节 胆囊炎的护理

1. 急性发作期应卧床休息。

2. 急性发作期应暂禁饮食。发作后给予高糖、低脂肪易消化饮食。避免饱餐。

3. 胆囊急性感染有高热时，可给物理降温或遵医嘱给降温药物。

4. 右上腹胆绞痛发作时，局部可放热水袋或针灸止痛。密切观察有无胆囊穿孔症状，配合医师及时处理。

5. 胆囊管或胆总管梗阻时，可出现黄疸，应观察黄疸的动态变化，并做好皮肤护理。

6. 急性发作期严密观察体温、脉搏、呼吸、血压的变化，如出现体温不升、脉搏增快、血压下降等中毒性休克症状，应配合医师紧急处理。

## 第三十一节 肿瘤病人的护理

1. 做好病人的心理工作，肿瘤病人求治的积极性是抗衡癌症的原动力，增强病人战胜疾病的信心。

2. 加强人文关怀，不同病人患病的时间长短不一，对自身疾病认识差别很大，应根据每个人的心理承受能力，采取灵活，多样、有针对性的心理安抚方法。必要时请病人的亲属、朋友协助安排好生活，使患者以平静的心态配合治疗。

3. 化疗期间注意病人的不良反应，及时对症处理，减轻病人痛苦。

4. 用药时加强巡视，密切观察，防止液体外渗，一旦外渗，采取有效措施弥补。

5. 注意合理饮食，给予高热量、高蛋白、高维生素、易消化的食物，同时注意饮食的多样性，注重色、香、味，增强病人的饮食。

6. 注意患者症状处理，做好口腔护理，皮肤护理，给病人提供一个舒适的环境，尽可能减轻病人的痛苦，稳定病人的情绪。

7. 加强康复期宣教，保持乐观的情绪，生活要有规律，适当体育锻炼，增强体质，增强抗癌能力，运动量以不感到疲劳为宜。

## 第三十二节 放疗护理

1. 放疗前应耐心做好解释工作，告知患者治疗的重要性及其反应。

2. 保护照射皮肤，内衣宜柔软、宽大、吸湿性强；照射部位忌用肥皂和粗毛巾擦洗；　避免冷热刺激，夏日外出要防止日光照射。

3. 密切观察放射反应，出现乏力、头晕、头痛、恶心、呕吐时立即给予对症处理。

4. 消化道照射者，应注意保持腔道清洁。口腔照射者，宜用软毛牙刷刷牙。食管癌放　疗后应注意饮食宜细软，忌粗糙、硬食；直肠癌放疗后应保持大便通畅。

5. 面部照射时，应注意保护视力，治疗后用氢化可的松乳膏涂眼，头面部及胸部照射　均应注意患者保暖，预防感冒，防止放射性皮炎的发生。

6. 饮食宜给补阴益阳之食品。如甲鱼、百合、莲子肉、银耳等，鼓励患者多饮水，每日 2000～4000ml，多食甘润之瓜果。照射前、后半小时不可进食。

## 第三十三节 血栓闭塞性脉管炎护理

1. 卧床休息。恢复期肢体伤口已愈时，患肢可适当活动，以利促进血液循环，防止肌肉萎缩。

2. 出现发热、恶寒等毒血症状时，给予半流质、营养丰富的饮食。

3. 密切观察病情，及时通知医师。

4. 注意肢体卫生，常用温水和肥皂水清洗，用软毛巾拭干，防止受损。

5. 鞋袜要合适，避免挤压患肢。注意肢体保暖。

6. 局部形成溃疡者，按医嘱及时清创换药。

7. 需要手术者，应做好手术前后的护理。

8. 患肢疼痛严重，疗效缓慢，应多做解释。

# 第二章　外科系统疾病护理

## 第一节　关节镜术前后护理常规

（一）关节镜术前护理

1. 调节好情绪，消除紧张心理，尽快适应病区环境，保证充足睡眠。

2. 加强营养，多食高蛋白、高维生素、粗纤维食物，增加机体抵抗力。

（二）关节镜术后护理

1. 返病房后，去枕平卧 6 小时，禁食、禁水 6 小时。

2. 患肢垫皮枕抬高，一般 300，促进静脉血液回流，减轻肿胀。

3. 术后第一天可在床上坐起，行屈伸膝关节，直腿抬高锻炼。遵医嘱，第二天可下地行走不负重。

4. 伤口保持清洁、干燥，12 天拆线。

（三）关节镜术后出院指导

1. 心情愉快，生活规律，保证充分休息。

2. 加强营养，增加机体抵抗力。

3. 3 周内行走少负重，3 周后可弃拐行走。

4. 3 周后门诊复查。

## 第二节　石膏绷带固定后的护理

1. 自然硬化才能搬动病人，肢体下垫软枕保持整洁卫生。

2. 患肢抬高。

3. 注意远端血液循环。

4. 功能锻炼。

5. 石膏拆除后清洗患肢。

## 第三节 截瘫病人的护理

1. 做好心理护理，解除病人思想顾虑，积极配合治疗与护理。

2. 保持呼吸道通畅，及时清除呼吸道分泌物，必要时气管切开，减少肺部并发症。

3. 对中枢性高热，首先调节室温，保持病室通风，鼓励病人多饮水，高热时采取物理降温。

4. 对尿潴留病人需留置导尿管间歇放尿，鼓励病人大量饮水，每日会阴消毒两次。必要时更换尿管。

5. 预防褥疮，保持床铺平整、清洁干燥，第 2 小时翻身一次，保持脊柱中立位翻转，防止脊柱扭曲造成损伤。

6. 保持大便通畅，鼓励病人多进食粗纤维蔬菜及多饮水，3 天无大便者应给缓泻剂或灌肠等，饮食应定时定量，给予高蛋白、高营养饮食，进食时头偏向一侧以免食物误入气管，引起窒息死亡。

7. 指导并协助病人功能锻炼。

## 第四节 先天性髋关节脱位术后护理

1. 做好患儿全麻术后的护理，保持呼吸道通畅，严密观察生命体征的变化。

2. 保持蛙式固定架性能良好，密切观察患脚趾端血运（皮色、皮温、感觉、毛细血管反应、活动）。

3. 严密观察刀口有无出血，保持敷料清洁固定，固定架边缘垫以防湿用品，避免大、小便污染。

4. 协助病儿功能锻炼（主动及被动做屈髋功能练习，促进髋关节功能恢复，但须限制下肢的内收及外旋活动，防止再脱位）。

## 第五节 骨折护理

1. 做好心理护理：关心体贴病人，耐心解释病情和治疗方式，使之正确对待疾病，积极配合治疗与护理。

2. 采取合适的体位与肢体位置：卧位时，患肢抬高（略高心脏水平）；变换卧位时保持患肢对线和肢体的固定位置。关节内骨折治疗后，应维持患肢关节于功能位。

3. 观察患肢远端血液循环（皮肤颜色、温度、感觉及肿胀情况），如有异常及时通知医师处理。

4. 患肢不负重，鼓励病人多做床上运动及未固定关节的活动，防止肌肉萎缩和关节僵硬。

5. 进食高蛋白、高热量、高维生素的食物，多吃蔬菜、水果，以增加营养，促进骨折愈合及组织修复。

## 第六节 普通外科疾病一般护理

1. 病人入院后热情接待，做人员介绍，通知医师。

2. 入院后即刻测体重、体温、脉搏、呼吸、血压（急症例外），并记录在体温单上。24 小时内测体温、脉搏、呼吸，每 4 小时一次。无异常时 24 小时后改为每日测 2 次。体温在 37.5℃以上者，仍需每 4 小时测一次。体温 39℃以上者，根据医嘱给予药物或物理降温。

3. 根据病情给予不同饮食。急腹症、胃肠道出血、危重、休克病人，均应根据医嘱禁饮食。

4. 入院 24 小时内一定完成卫生处置，如洗头、更衣、剪指甲。

5. 入院后协助做好辅助检查。

6. 每日下午记录大便次数，如有腹泻、便秘给予适当处理。

7. 对躁动不安或昏迷病人，床边置床档，以防坠床。

8. 禁食、昏迷、鼻饲病人行口腔护理，每日 2～3 次。长期卧床病人应每 2 小时翻身一次。

9. 幽门梗阻病人，遵医嘱给予洗胃。

10. 根据医嘱需行胃肠减压，做好胃肠减压的护理。

11. 需清洁肠道的手术，术前 3 日改流质饮食，遵医嘱应用抑菌药物，口服缓泻剂，以利于清洁肠道。

## 第七节 普外科手术后护理

1. 安置病人，检查各种引流情况并妥善固定。测量血压、脉搏，查看麻醉记录单，处理医嘱，向手术者了解病人术中情况。

2. 协助病人根据病情取合适卧位，全麻病人未醒前取平卧位，头偏向一侧。清醒后且血压稳定，取半卧位，硬膜外麻醉术后平卧 4～6 小时，然后取半卧位。

3. 严密观察体温、脉搏、呼吸、血压，根据病情每 30 分钟至 2 小时测量血压一次，并记录。

4. 按时完成特殊治疗，做好对症处理。

5. 手术后 24 小时内病人疼痛，睡眠不好，酎隋应用镇痛剂、镇静剂，以保证充分的休息。

6. 严密观察刀口有无出血，保持敷料干燥。

7. 局麻或针麻病人，一般术后不禁食。椎管内麻醉的病人，肠蠕动恢复后即可进食。全麻病人，清醒后肠蠕动恢复即可进食。胃肠道手术应按医嘱禁食。

病人饮食种类应按

医嘱执行。

8. 做好大小便护理。术后肠蠕动未恢复及禁食的病人，术后 3～4 日无大便，不需进行处理。观察有无小便，以防因术后卧床小便不习惯而导致排尿困难，使膀胱过度膨胀。

9. 凡不能自行更换体位的病人，均应按时协助更换体位，预防褥疮发生。

10. 凡禁食、高热、昏迷等术后病人，每日行口腔护理 3～4 次。

11. 鼓励病人早期下床活动。

12. 严密观察并发症，及早发现，及时通知医师。

## 第八节 肠梗阻护理

（一）术前护理

1. 执行普通外科一般护理常规及术前护理常规。

2. 禁饮食。禁饮食期间由静脉补充液体及电解质。适当应用广谱抗生素。

3. 血压平稳者取半卧位。

4. 密切观察血压、呼吸、脉搏及呕吐、腹痛、腹胀情况，必要时行胃肠减压。

5. 未明确诊断前禁用止痛药物。

（二）术后护理

1. 执行普外科手术后护理常规。

2. 禁饮食。待肠蠕动恢复停用胃肠减压后，方能逐渐进行半量流质或全量流质、半流质饮食。如无不适，可改为普通饮食。

3. 保持胃肠减压通畅，保证有效的负压吸引，观察引流液量及性质，严格记录出入量。

4. 术后 2～3 日即可鼓励病人下床活动，避免肺部并发症及肠粘连发生。协助病人咳嗽痰，痰液黏稠不易咳出时应行雾化吸入。

5. 如果出现腹胀，应考虑是否有肠吻合口水肿及狭窄。如吻合口狭窄且经透视证实，可暂行保守治疗。必要时再行剖腹探查手术。

## 第九节 食管癌护理

（一）术前护理

1. 执行心胸外科手术前护理常规。

2. 了解病人进食情况，能进食者给予高蛋白、高热量、高维生素饮食，不能进食者静脉补充液体，纠正水、电解质紊乱。

3. 注意口腔护理，预防术后吻合口感染。

4. 结肠代食管病人，术前晚、术日晨清洁灌肠，以保证肠道清洁，减少术后细菌感染。

5. 有食物潴留者，手术前晚用生理盐水洗胃，减轻黏膜水肿，减少吻合口瘘发生的机会。

6. 胃食管吻合术病人，术前安置胃管。

（二）术后护理

1. 执行心胸外科术后护理常规。

2. 密切观察血压、脉搏、呼吸，护理病人至清醒，保持呼吸道和胃肠减压通畅，观察胃液的性质和量。

3. 补充营养。由静脉补充液体，维持正常水、电解质平衡。

4. 胃、食管吻合术后，严格禁水、禁食，以防吻合口瘘与食管胸膜瘘。第 3 日开始，由营养管内滴入糖盐水 1000ml，70～80 滴 / min，温度 40℃，第 4 日滴营养液 2500ml 注意观察有无上腹不适、腹胀等，若出现上述情况应减慢滴速，停止滴入，即可通知医生。

5. 术后 3～7 日如有胸痛、胸闷、体温上升、脉搏增快、面色苍白、呼吸音低等表现，可疑为吻合口瘘或胸腔内感染，应及时找出原因. 明确诊断，及时抢救处理。

6. 密切观察胸腔引流液的量和性质。

## 第十节　腹股沟疝护理

（一）术前护理

1. 执行外科手术前护理常规及普通外科一般护理常规。

2. 防止腹内压增高

（1）避免重体力劳动和活动。

（2）禁止吸烟并积极治疗支气管炎。

（3）防止因感冒、咳嗽、便秘、排尿困难而致腹内压增高。

3. 进易消化的饮食，术前 12 小时禁饮食。

4. 手术前嘱病人排小便，以免术中损伤膀胱。

（二）术后护理

1. 执行外科手术后护理常规。

2. 刀口处压沙袋 0.9kg 1～2 日，并用提睾带将阴囊抬高，以防疝囊血肿形成。若发现切口下或阴囊内有血肿征象，先行试验性穿刺，将血抽尽，用冰袋压迫止血。出血多时，应施行手术止血。

3. 术后 3 日内取平卧位，以减少局部张力。5 日后刀口基本愈合，可下床活动，防止手术后肠粘连、肺炎、肺不张等并发症的发生。

4. 术后 1 日进流质饮食，以后进高热量、高蛋白、高维生素的半流质饮食。多食蔬菜、水果，多饮水，以防便秘。

5. 避免造成腹内压过高，预防感冒、咳嗽，避免活动过度、便秘等，必要时应用缓泻药物。

6. 按医嘱应用广谱抗生素，防止刀口感染。

7. 做好卫生宣教，手术后 14 日可恢复一般性工作，3 个月内避免重体力劳动。

## 第十一节 胸外伤疾病护理

1. 立即通知医生，使用套管针建立两条以上静脉通路，给予氧气吸入。

2. 保持呼吸道通畅，及时清理呼吸道分泌物。呕吐时头偏向一侧，避免误吸，观察呕吐物性质、量及颜色并记录。

3. 密切观察患者神志、面色、口唇、指甲颜色。每 15～30 分钟测量体温、脉搏、呼吸、血压一次，病情稳定后 2 小时测量一次并记录。

4. 如病人心跳停止，应立即进行心肺复苏术。

5. 发现有张力气胸，立即用粗针头从第二前肋间刺入排气，连接于水封瓶。

6. 如病人因出血休克，应快速补液，抽血标本送查血红蛋白及配血，尽快输血。

7. 协助医师尽快明确有否复合性损伤及其性质。在排除食管或腹部脏器损伤之前，禁忌给病人饮水。

8. 配合医生放置胸腔闭式引流，观察引流液性质、颜色及量并记录。如持续引出不凝血块或持续大量溢气且肺难以复张，心率>120 次 / min，血压<80 / 50mmHg，神志恍惚，四肢厥冷，说明患者出现失血性休克，应在抗休克同时，积极做好手术准备。

9. 患者病情危重时，平卧位，绝对卧床，稳定后改半卧位，及时更换污染被褥，保持病室安静、清洁、空气新鲜。

10. 做好患者健康宣教，听取并解答患者或家属的疑问，使其有安全感，以减轻他们的恐惧和焦虑心情。

## 第十二节　泌尿外科疾病一般护理

（一）入院护理

1. 鼓励病人多饮水，一般每日饮水量 2000～3000ml，尿少、眯闭、肾功能不良者和继发高血压、水肿者例外。

2. 观察病人尿液量及性质，根据需要协助抽血查血生化。

3. 有尿瘘或尿失禁者，注意保持病人会阴部清洁、干燥，预防并发症。

4. 对老年病人，要观察心、肺功能的变化。

5. 手术前训练病人卧床排尿。

6. 做好持续导尿的护理，严格执行告知程序。

（二）术前护理

1. 做好心理护理，解除思想顾虑，取得合作。

2. 备皮。

3. 术前 5 日开始进无渣半流质饮食，术前 1 日改流质饮食。手术前晚、术日晨清洁灌肠，术前 12 小时禁食，4～6 小时禁水，以免术中呕吐，并减轻术后腹胀。

（三）术后护理

1. 严格病人交接程序。

2. 了解手术过程及病情变化、手术名称等。

3. 腰麻后病人平卧 6 小时后改半卧位。

4. 立即监测各项生命体征，根据病情及时测量血压，并详细记录。

5. 遵医嘱准确及时用药。

6. 观察伤口是否有出血、渗血、漏尿等情况，出现异常查找原因并报告医生及时处理。

7. 伤口疼痛者，根据医嘱给予止痛剂。

8. 手术后 6。8 小时不能自行排尿者进行诱导排尿。无效时，行无菌导尿引流尿液。

## 第十三节 先天性心脏病护理

（一）术前护理

1. 术前遵医嘱给予适量抗生素。

2. 术前一日准确测体重，为术中、术后用药做准备。

3. 正确给氧：常规发绀患者可低流量吸氧（1～2L / min）；完全型大动脉转位患者不需吸氧；动脉导管依赖性下肢血流灌注患者禁忌吸氧。

4. 做好术前准备。

（二）术后护理

1. 心脏术后一般护理常规。

2. 应严密观察神志、表情、瞳孔、感觉及四肢活动情况，每小时检查一次。

3. 每 2 小时查电解质一次，维持血钾在 3.04～4.0mmol / L 之间，并注意补钙。

4. 预防低血容量及肺水肿：补足失血，控制液量 50～100ml / (kg •d)（20kg 以下），婴儿术后第一个 24 小时给上述用量的 1 / 2；利尿剂从 3～5mg 开始应用。

1. 疼痛－与伤口有关。

2. 潜在并发症一心律失常；心脏压塞。

3. 体液不足危险一与体外循环有关。

4. 受伤危险—与机械通气有关。

## 第十四节 小儿外科疾病一般护理

1. 病人入院后，热情接待，详细介绍病房环境、规章制度及陪护、探视制度等。

2. 向家长了解病儿的生活、饮食习惯及用语，根据气候变化增减被服，适当安排休息与活动，以便病儿入院后很快适应医院生活环境。

3. 入院后，不能私自外出，以免发生意外。

4. 病儿不能准确诉说病情，故需要护士细心观察与了解，发现异常及时通知医师。

5. 测体温、脉搏、呼吸每日 2 次，3 岁以下病儿免测脉搏、呼吸。对低体重、早产和体温不升者，置于保温箱内或用热水袋保暖。

6. 入院时测体重、血压一次，6 个月以下或需要观察体重增长的病儿，如食道狭窄、营养不良Ⅱ或Ⅲ度，每周测体重一次，并记录在体温单上。

7. 保持床铺及皮肤清洁，衣服应柔软、宽大、舒适。卧床病儿每 4～6 小时翻身一次，避免局部长期受压，发生褥疮。

8. 若病儿哭闹不止，要及时寻找原因，发现异常通知医师处理。

9. 在输液、输血及各种引流管插管等治疗过程中，妥善约束四肢，严密观察输液速度及引流液液量、颜色和性质。

10. 备皮范围与成人相同。根据年龄及毛发多少决定是否剃毛。

11. 新生儿术前 4 小时、婴幼儿术前 4～6 小时、学龄前病儿术前 6～8 小时禁饮食。有陪住者告知其术前禁食规定，以免病儿误食，术中发生意外。

## 第十五节 康复科疾病护理

1.病人入院后热情接待，介绍医院环境、主管医生、责任护士、呼叫器的使用及相关的规章制度，并通知医生。

2.入院后即测体重（不能站立者例外）、体温、脉搏、呼吸、血压，并记录在体温单上。24小时内测4次体温、脉搏、呼吸，无异常改为每日2次，37.5℃以上者除3am外，连测4次正常后改为每日2次，体温39℃以上者按医嘱给予药物或物理降温，并将降温后的体温绘制在体温单上。入院时体温38.5℃或较前次升高1.5℃或下降2℃应复试。

3.入院24小时内完成卫生处置：剪指（趾）甲，督促病人洗头、洗脚及每晚洗会阴。

4.入院后协助做三大常规化验（血、尿、大便），有其他化验检查的特殊交代注意事项，陪同外出检查。

5.每日下午记录大便次数，如有腹泻、便秘者给予适当处理。

6.随时做好健康指导，与病人及家属沟通，不断征求意见改进工作。

7.新入院病人当班完成护理记录，有特殊检查、治疗随时记录，无特殊情况每5天记录一次。

## 第十六节 颈椎病护理

1.执行康复科疾病护理常规。

2.保持室内空气新鲜，阳光充足，温、湿度适宜，安静、安全、舒适。

3.督促病人做理疗、推拿、针灸、牵引等治疗，并做好协调工作。

4.指导病人做颈背部肌锻炼；失眠者遵医嘱给予镇静药物。

5.交代注意事项：头晕者勿过猛转头，避免长时间低头工作，注意颈部保暖，避免损伤及着凉，选择合适的枕头。

6. 髓型颈椎病可用保护性围领以减少颈部活动。

7. 合并其他疾病者执行其他疾病护理常规。

## 第十七节　腰椎间盘突出症护理

1. 执行康复科疾病护理常规。

2. 保持室内阳光充足，温湿度适宜，安静、安全、舒适。

3. 嘱病人卧硬板床休息，牵引后平卧 3 小时，上下肢可活动，3 小时后在腰围保护下自行翻身。第一次牵引卧床 72 小时，其间尽量少进饮食，进易消化含纤维素丰富的饮食。第二、第三次牵引卧床 24 小时。

4. 嘱病人牵引 24 小时后腰围通电，每日 2 次，每次 20～30 分钟。

5. 起床时扎紧腰围，先在床上适应 5～10 分钟，避免直立性低血压。

6. 腹胀时鼓励多翻身，行腹部按摩，避免进产气食物，如牛奶、糖类等。

7. 腹痛时按医嘱应用镇痛药物。

8. 失眠时按医嘱应用镇静药物。

# 第三章　妇产科系统疾病护理

## 第一节　妇科疾病一般护理

1. 病人入院后护士热情接待，安置床位，并做入院介绍，及时通知主管医师。

2. 入院病人立即测体温、脉搏、呼吸、血压一次，测体重并记录。入院后24小时体温测试连续3次正常者改为每日2次。每日记录大便一次。发热病人每4小时测试一次，体温正常后连测3次仍正常，再改常规测试每日2次。体温在39℃以上者，执行高热护理常规。

3. 一般病人可给予普通饮食，急症病人可暂时禁食。

4. 入院24小时内酌情做好卫生处置。

5. 有异常阴道流血者，注意观察出血量及排出物性质，必要时保留排出物，以备检查。

6. 保持外阴清洁，每日擦洗外阴1～2次。

7. 急、重症病人，应根据病情做好急救物品的准备。严密观察病情变化，并记好护理记录。

8. 加强卫生宣教，根据病情给予具体指导。

## 第二节　妇科腹部手术护理常规

妇科腹部手术是指经腹部切口的女性生殖器官手术。包括卵巢肿瘤、异位妊娠、子宫肿瘤等。

一 、术前护理

1. 对病人做好解释工作及心理护理，消除思想顾虑。

2. 手术前 1 日沐浴、更衣、备皮，特别注意脐部的清洁，并注意勿损伤皮肤。备皮范围：上至剑突，下到大腿上 1/3 及外阴部，两侧到腋中线。

3. 手术前 1 日给半流质饮食，手术日晨禁食禁水。

4. 手术前 1 日上午给番泻叶 10g 冲水口服，使其自然排便。如未排便者，手术前 2 小时行肥皂水灌肠一次。

5. 手术前 1 日晚，按医嘱口服镇静剂，保证病人充分睡眠。

6. 手术日晨了解病人情况，有无月经来潮等不适宜手术的情况，有异常及时通知主管医师。

7. 术前 30 分钟按医嘱给予麻醉辅助剂，按常规插无菌导尿管，并连接好无菌尿袋。

二、术后护理

1. 护士接待及安置病人，并向医师了解手术过程。

2. 执行麻醉术后护理常规。

3. 平卧位 6 小时后改半卧位。

4. 禁食 6 小时后按医嘱给流质饮食，禁奶、禁糖 2～3 日，再根据肠蠕动恢复情况给半流质、软饭或普通饭。

5. 测血压、脉搏、呼吸每 30 分钟一次，至血压平稳后按常规测试。

6. 留置尿管，保持尿管通畅，观察尿量及性质。一般 24 小时后拔出尿管，协助病人排尿。

7. 注意腹部刀口有无渗血。如有引流管者，应观察引流是否通畅。渗血时及时更换敷料。

8. 协助病人翻身，鼓励病人咳嗽并协助排痰。护士双手分别置于腹部切口的两侧，向切口方向按压，同时嘱病人将痰咳出。如痰液黏稠不易咳出时，按医嘱给予超声雾化吸入，以减少和预防肺部感染。

9. 术后刀口疼痛，按医嘱给予镇静剂或镇痛剂。

10. 观察病人肠蠕动恢复情况，一般术后 48 小时可自行排气，如有腹胀可新斯的明穴位封闭或肛管排气。

11. 鼓励病人早期离床活动，一般术后第 2 天可扶病人坐起，第 3 天可协助病人下床活动。体质虚弱或大手术后，适当延长离床活动时间。

12. 保持外阴清洁，每日擦洗外阴 1～2 次。

13. 术后 3 日无大便者，酌情给予缓泻剂，必要时肥皂水灌肠。

## 第三节 产科一般护理

（一）正常产前

1. 孕妇入院后护理人员应热情诚恳接待，做入院介绍，并通知医师。

2. 填写入院病历，测体温、脉搏、呼吸、血压、体重并记录。体温 37.5℃以上者，每 4 小时测试一次。

3. 尚未临产者，护送至病房床前，严密观察临产的先兆症状，及时送产房待产。

4. 注意饮食及休息，取左侧卧位。

5. 教会孕妇自我监护胎动，每日听胎心 3～4 次，发现异常，通知医师及时处理。

6. 关心体贴孕妇，执行保护性医疗制度。

（二）正常产后

1. 休养环境应安静舒适，冷暖适宜，空气新鲜。

2. 注意阴道流血，产后 24 小时内严密观察。产妇入休养室后先压宫底，观察子宫收缩和阴道流血情况。如有异常，及时通知医师。

3. 及时补充水分，产后 2～4 小时鼓励并督促产妇自行下床排尿。产后 6 小时仍不能自行排尿者，应采取措施，诱导排尿，30 分钟后仍不能排尿时，按医嘱行导尿术，间断放尿 2 日。

4. 产后 24 小时内应卧床休息，24 小时后鼓励下床活动。

5. 忌生冷酸辣等刺激性食物，食物中应有足够的蛋白质和维生素，易于消化，少食多餐，多食水果、蔬菜，防止便秘。若 3 日无大便按医嘱应用缓泻剂。

6. 指导产妇尽早母乳喂养。

7. 观察体温变化，如体温超过 38℃，通知医师及时处理。

8. 保持外阴清洁。

9. 每日擦洗外阴 2 次。

10. 擦洗会阴时，观察伤口愈合情况，发现红、肿、硬结者通知医师及时处理。

11. 有侧切伤口者，指导健侧卧位，以保持伤口清洁干燥。

## 第四节　乳房护理

1. 初次哺乳前应清洗乳头，先涂植物油使垢痂变软，然后用温水洗净擦干。

2. 乳头凹陷或平坦者，护理人员应耐心帮助矫正，哺乳时先吸吮平坦或凹陷的一侧乳头。若吸吮未成功，可用抽吸法使乳头突出再吸吮。

3. 协助和指导乳房胀痛产妇做好乳房按摩，疏通乳腺管。

4. 乳头有皲裂者，先在损伤轻的一侧乳头哺乳，以减轻对另一侧乳房的吸吮力。引导婴儿取正确的吸吮姿势。哺乳结束后挤出少许乳汁涂在乳头和乳晕上，或局部涂 10%鱼肝油铋剂、60%蓖麻油铋剂、10%复方安息香酊等，促使伤口愈合。

5. 如患乳腺炎疼痛较剧、发热，酌情哺乳或暂停哺乳，指导产妇如何挤出乳汁。

6. 乳汁不足者，指导按需哺乳和夜间哺乳，不要给婴儿过早添加辅食。正确地掌握哺乳技巧，合理营养和休息，必要时服用中药或甲状腺素片。

## 第五节 剖宫产护理

（一）术前护理

1. 执行产科一般护理常规。

2. 通知病人手术时间，根据病情交代注意事项，做好精神准备。

3. 准备皮肤，配血，做青霉素试验。

4. 术前 1 日，每 4 小时测脉搏、心率一次，术前 6 小时禁食。

5. 按医嘱安置导尿管。

6. 手术前重复听胎心及检查各项准备工作是否完整，胎心异常者立即通知医师。

7. 更换床单，并用紫外线消毒床单及准备好术后用物。

（二）术后护理

1. 安置病人，向医师了解手术过程。

2. 硬膜外麻醉者取去枕平卧位，6 小时后改半卧位。

3. 鼓励早期活动，术后当日鼓励病人翻身，以增加肠蠕动，有利于排气。

4. 留置导尿管 24 小时，注意尿管通畅。拔除尿管后，协助病人下床活动，督促自解小便，观察尿量。

5. 注意血压、脉搏、呼吸，每 30 分钟测一次，直至稳定。

6. 观察宫缩及阴道流血量，流血量多时通知医师，并应用子宫收缩剂。无阴道流血或流血量少时，也应通知医师，酌情行宫颈扩张。

7. 进流质饮食 1。2 日，若无腹胀情况改半流质饮食，排气后进普通饮食。

8. 手术后 3 日内，每日测体温、脉搏、呼吸 4 次，正常后每日二次。

9. 预防产后感染，每日用 1：1000 新洁尔灭棉球擦洗外阴次，按医嘱应用抗生素。

10. 产后 3 日无大便可应用缓泻剂，指导病人注意饮食的调配。

11. 尽早做好乳头清洁，协助母乳喂养。

## 第六节 妊娠高血压综合征护理

妊娠高血压综合征是孕妇特有的疾病，主要特征为水肿、高血压、蛋白尿，严重时出现头晕、胸闷、视力障碍，甚至抽搐、昏迷，为孕妇死亡主要原因之一。多发生于妊娠 24 周至产后 24 小时内，多数随着妊娠结束而症状逐渐消失。发病原因尚未完全明确，病理变化主要是全身小动脉痉挛和血液浓缩。根据症状的严重程度分为轻、中、重度三种类型。

（一）中度妊娠高血压综合征

1. 执行产科一般护理常规。

2. 注意休息，室内清洁、安静，保证足够的睡眠。

3. 医护人员要关心、体贴病人，帮助解除思想顾虑及紧张情绪，防止不良刺激，注意保护性医疗制度。

4. 给予高热量、高蛋白、高钙、高维生素饮食。重症按医嘱适当控制脂肪、水、钠的摄入，每周测体重 1 次。

5. 指导病人左侧卧位，每日吸氧 2 次，每次 30 分钟。

6. 按医嘱定期做胎心监护、B 超及各项化验检查。

7. 严格观察病情，如有头痛、视力模糊、胸闷、恶心、呕吐等，及时通知医师紧急处理。

8. 按时给予各种治疗，观察药物反应。

9. 产后严密观察阴道流血和子宫收缩情况，预防产后流血，按医嘱应用宫缩剂。

（二）重度妊娠高血压综合征

1. 先兆子痫

（1）执行重度妊娠高血压综合征护理常规。

（2）绝对卧床休息，室内环境安静，避免声光刺激。

（3）按医嘱酌情限制水、钠摄入。

（4）根据医嘱记出入量。

（5）严密观察血压变化，如出现头痛、胸闷、视力模糊、恶心、呕吐等症状，应立即通知医师处理。

（6）观察全身症状，警惕并发症的发生，如胎盘早剥、心力衰竭、肾功能衰竭等。

（7）出现产兆，及时护送至产房。

（8）准备好子痫的抢救物品，如压舌板、开口器、氧气等。

（9）做好各项化验及术前准备工作。

（10）产后严密观察血压及自觉症状，避免发生产后子痫，注意阴道流血及子宫收缩，防止感染，暂不哺乳。

2. 子痫

（1）安置在单人房间，光线暗淡，避免噪音，各种治疗、护理及检查均相对集中，动作轻柔，尽量减少对产妇的刺激。

（2）取头低侧卧位。

（3）昏迷时禁饮食，及时吸出鼻、口腔内分泌物及呕吐物，做好口腔护理和生活护理，防止发生并发症。

（4）抽搐时给予大流量氧气吸入，置开口器或包裹纱布的压舌板于上下牙齿之间，以防咬伤唇舌。若舌根后坠用舌钳拉出。抽搐发作时切勿强力按压病人，以防造成损伤。

加床档防止病人坠床。

（5）留置导尿管，注意观察尿量、颜色、性状等，严格记录出入量。

（6）长期应用25%硫酸镁时，注意中毒症状，并及时处理。

（7）按医嘱应用镇静、解痉、降压及脱水剂，并观察其疗效。

（8）勤听胎心，注意产兆，及时做血常规、尿常规、眼底、血凝及心电图等检查。密切观察有无胎盘早剥、脑水肿、心力衰竭、肾功能衰竭等表现，并通知医师及时处理。

（9）子宫控制6～12小时后，应考虑终止妊娠。

## 第七节 前置胎盘护理

正常妊娠时，胎盘附着在子宫体上部，如果胎盘附着在子宫下段，或直接覆盖在子宫颈内口上，则称为前置胎盘。该病是妊娠晚期出血的重要原因之一，威胁母婴的生命安全，故应及时适当处理。其临床表现为反复无痛性阴道流血。

1.执行产科一般护理常规。

2.绝对卧床休息。

3.大量出血者，严密观察血压、脉搏、呼吸，休克者按出血性休克抢救护理。

4.禁止肛诊及灌肠，在充分抢救准备下才能行阴道检查。

5.注意外阴清洁，预防感染。

6.因有无痛性突然阴道大量出血的特点，故应随时观察阴道流血，尤其夜间应加强，

以防病人入睡后不能及时发现。

7. 护送病人做 B 超胎盘定位检查，以明确诊断。住院观察间，应定时听胎心、测胎动及做胎心监护等，观察胎儿宫内情况。

8. 病情严重需做剖宫产者，立即做好术前准备。

9. 产后严密观察阴道流血及子宫收缩情况，预防产后出血。

## 第八节 产后出血护理

胎儿娩出后 24 小时内，阴道流血量达到或超过 4ml，称为产后流血。产后出血多发生在产后 2 小时内，是引起产妇死亡的重要原因。产后出血的主要原因为子宫收缩乏力、胎盘滞留，软产道损伤及凝血功能障碍。

1. 执行产科一般护理常规。

2. 抢救时，需情绪镇定，工作有序，一方面通知医师迅速分析出血原因，一方面主动积极采取止血措施，如按摩子宫、注射宫缩剂、清理宫腔，缝合裂伤等。

3. 严密观察宫缩、血压、脉搏、呼吸、面色、尿量等情况，并记录。

4. 大量出血可根据医嘱输血和给药，预防发生休克。

5. 安定产妇情绪，注意保暖，行平卧位和氧气吸入。

6. 注意阴道流血量，观察有否血凝块，警惕弥散性血管内凝血。如有征象，立即通知医师，同时做生化检查。

7. 注意排空膀胱，必要时放置导尿管，观察尿量及性质。

8. 若有宫腔排出物，注意保留，并送病理检查。

9. 出血停止后，仍需严密观察一般情况，加强产褥期护理。病人卧床休息，加强营养，保持外阴清洁，预防感染，纠正贫血。

## 第九节 胎盘早期剥离护理

妊娠 28 周以后，正常位置的胎盘，在胎儿分娩前部分或全部自子宫壁剥离，称胎盘早期剥离，是妊娠晚期严重并发症之一，威胁母儿生命。主要临床表现为腹痛和阴道流血。

1. 执行产科一般护理常规。

2. 绝对卧床休息，安置病人于平卧位。

3. 立即测量血压、脉搏、呼吸，听胎心，查看病人阴道流血量及一般情况，询问病史和症状，协助医师检查。

4. 若出现休克或休克前驱症状，做好输血、输液的紧急处理，执行休克护理常规。

5. 解除病人的恐惧心理。

6. 定时测量子宫体高度（可在第一次测量处做标记）、腹围大小、宫体压痛范围和程度，并做好记录。观察内出血情况，如病情恶化，立即通知医师，尽快结束分娩，并做好婴儿的抢救准备及做各项化验。

7. 应预防产后出血，及时用宫缩剂。

8. 产后如阴道流血不止，应注意是否有凝血机理障碍，及时通知医师，并配合抢救。

9. 产后加强营养，预防感染。

10. 做好出院指导，强调产前检查及孕期保健。

## 第十节 妊娠合并心脏病护理

妊娠合并心脏病是孕产妇死亡的重要原因之一。妊娠期，孕妇体内循环血容量逐月增加，氧消耗增多，水、钠潴留，体重增加，子宫增大，膈肌上升，使心脏负担加重。分娩期，因大量能量消耗，产后回心血量骤增，组织中大量液体回到血循环，更加重了心脏负担。因此加强孕期保健护理，及时发现病症并治疗，防止心力衰竭发生，对降低围产期孕、产妇及胎儿、婴儿的死亡，是极其重要的。

1. 执行内科心脏病护理常规。

2. 住单人房间，保持环境安静、舒适，限制探视。

3. 卧床休息，取半卧位。

4. 饮食为低盐、高蛋白、富有维生素，应少量多餐。适当限制。

5. 按医嘱间断吸氧，每次 30 分钟。

6. 按高危妊娠进行胎儿监护。

7. 记出入量。

8. 服用洋地黄药物时，注意观察药物反应，出现症状及时通知医师。

9. 心力衰竭时，应专人护理，并行心脏监护，严密观察病情变化，做好记录。

10. 分娩后腹部加压沙袋（1～2kg），防止腹压骤减，突然增加回心血量，引起心衰。

11. 产后注意子宫收缩及阴道流血情况。

12. 产后应卧床休息 2 周，前 3 日绝对卧床休息，防止心衰发生。

13. 静脉输液时，严密观察滴速，每分钟不能超过 30 滴。

14. 预防感染，注意外阴清洁，按医嘱给予抗生素。

15. 心功能三级以上者，不宜哺乳，禁用雌激素回奶，以免引起水、钠潴留而致心衰或静脉血栓形成。

16. 做好计划生育宣教，落实避孕措施，适时行绝育手术。

# 第四章 儿科系统疾病护理

## 第一节 小儿急性上呼吸道感染护理

急性上呼吸道感染（简称上感）是小儿常见疾病。多为病毒感染，如呼吸道合胞病毒、流感病毒、腺病毒及一些肠道病毒等引起。也可由细菌感染，如金黄色葡萄球菌、链球菌、肺炎球菌等引起鼻咽、扁桃体的炎症。全年都可发病，以冬春季为多。临床表现为发热、流涕、鼻塞、喷嚏、咽痛。全身症状有头痛、畏寒、乏力、食欲不振、呕吐及腹泻等。

1. 行呼吸道隔离。

2. 发热期绝对卧床休息，并执行发热护理常规。

3. 给高热量、高维生素、清淡易消化饮食，并供给充足水分。

4. 密切观察病情变化。观察体温、脉搏、呼吸及精神状态，有无皮疹、恶心、呕吐、烦躁等，以早期发现某些传染病的前驱期症状，及时进行隔离。

5. 及时清除鼻腔分泌物，以免影响呼吸。鼻塞者可用 0.5%麻黄素溶液于喂奶前 15 分钟滴鼻。

6. 加强卫生宣教及出院指导。锻炼体质，增强呼吸道的抗病能力。不宜带小儿去公共场所。

## 第二节 小儿肺炎护理常规

小儿肺炎是指各种不同病原（细菌、病毒、支原体）及其他因素（吸入、过敏）引起的小儿肺部炎症。不同年龄、不同致病因素，其病理特点及临床表现亦各不相同。年长儿以大叶性肺炎为多见。婴幼儿时期以支气管肺炎为多见。

发热、咳嗽、气喘、鼻翼扇动及不同程度的呼吸困难、发绀等为各型肺炎的共同特点。重者可导致心力衰竭、呼吸衰竭，并发中毒性脑病等。

1. 急性期绝对卧床休息。保持环境安静，治疗护理集中进行，保证病儿充足睡眠和休息。呼吸困难者取半卧位。经常更换卧位，减少肺部淤血，促进炎症吸收。

2. 给高热量、高维生素、易消化的流质、半流质饮食，并保证充足的水分。婴儿喂奶时应抬高头部或抱起，避免呛咳。呛咳严重者可给鼻饲。

3. 密切观察病情变化，并给予相应处理

（1）观察体温、脉搏、呼吸。发热者执行发热护理常规。

（2）观察咳嗽及痰性质。如咳嗽的轻重，干咳还是有痰，痰能否咳出，痰的深度及黏稠度，颜色及性状。必要时协助排痰。

（3）观察呼吸困难及缺氧程度。如呼吸频率、节律，有无发绀、张口呼吸、抬肩及三凹征等，以判断缺氧程度。必要时做血气分析，以尽早发现呼吸衰竭情况。

（4）观察心力衰竭情况。如出现呼吸困难突然加重、面色苍白、发绀明显、烦躁不安、心率增快、心音低钝、肝脏在短期内迅速增大、肺部湿啰音增多时，应及时纠正心衰，并执行心衰护理常规。

（5）观察精神状态，有无嗜睡、烦躁、易激惹、惊厥、昏迷等。注意脑水肿及中毒性脑病的发生。

4. 吸入氧气。根据不同年龄及缺氧情况，采取不同的给氧方法、给氧浓度、持续或间歇给氧。观察给氧效果，直至临床缺氧症状消失、动脉血氧分压维持在8.7～10.7 kPa（65～80mmHg）为目的。若动脉血氧分压<6.7kPa(50mmHg)，可应用人工呼吸机。

5. 保持呼吸道通畅

（1）及时清除鼻腔分泌物及鼻痂。鼻塞重者用0.5%麻黄素溶液滴鼻。

（2）无力咳嗽的重症病儿及体弱婴儿应经常更换体位，拍胸背协助排痰。一般2～4小时一次，每次3～5分钟。必要时用吸引器吸痰。

（3）痰液黏稠不易咳出时，应提高室内湿度至60%～65%，吸入温热湿润的空气或超声雾化吸入，稀释痰液。注意雾化或湿化每次不超过20分钟。吸完后立即协助排痰或吸痰。供给充足的液体。

6.腹胀是肺炎常见的伴随症状，多因便秘、咽入空气、钾缺乏或毒素吸收所致。中毒性肠麻痹亦可引起腹胀。腹胀可采用肛管排气、1%肥皂水灌肠、腹部按摩、热敷或针灸等。如钾缺乏所致应补充钾盐。必要时注射新斯的明，每次0.03～0.04mg / kg。

7.严格掌握静脉输液速度，保持液体均匀滴入，不要过快或过慢。避免心力衰竭和肺水肿的发生。

8.做好卫生宣教及出院指导。多做户外活动，预防感冒，增加抗病能力。

## 第三节 婴儿腹泻护理

婴儿腹泻是由于婴幼儿时期消化系统发育不完善，消化吸收功能低下，胃肠道耐受及适应能力差，加之喂养不当或消化道内、外感染，可发生腹泻。主要表现为腹泻、发热、精神萎靡。严重腹泻及频繁呕吐，可因大量体液丢失而出现水、电解质紊乱症状。

1.肠道感染性腹泻，应做好消化道隔离（床边隔离）。

2.卧床休息。尽量保持病儿安静，烦躁不安者给以镇静剂。

3.为减轻胃肠道负担，可适当调节或限制饮食，以利于消化功能恢复。呕吐严重者可暂时禁食，母乳喂养者暂停哺乳或缩短每次哺乳时间，人工喂养儿可暂停1～2次喂奶。禁食6～8小时为宜。停止禁食后，母乳喂养儿可延长喂奶时间，第 1 天每次哺乳 5 分钟，第 2 天每次哺乳 10 分钟，奶间喂水。人工喂养儿可从煮汤、稀释牛奶开始，病情好转后逐渐恢复饮食。

4. 严密观察病情变化

（1）观察大便次数，质量及性质，并详细记录，为补液及诊断提供依据。

（2）观察脱水情况及精神状态，如口渴、口唇及黏膜干燥程度，前囟及眼窝凹陷情况，皮肤弹性，有无血压下降及四肢发凉，尿量多少等。根据血生化结果判断脱水程度及性质。

（3）观察酸中毒表现。注意神志改变，口唇颜色，呼吸节律，深度及气味，结合二氧化碳结合力数值分析酸中毒轻重程度。

（4）观察低血钾表现。若病儿精神倦怠、食欲不振、肌张力低下、腹胀、肠鸣音减弱或消失、心音低钝、心律不齐等，均为低血钾临床表现，重者可出现肠麻痹。

（5）静脉输液的观察详见[附]液体疗法。

5. 腹泻病儿，特别是病程迁延不愈者，机体抵抗力低下，易感染而致口内炎，应注意口腔护理。

6. 脱水严重病儿眼睛不能闭合，尤其是有意识障碍者，易发生角膜炎，并可伴有顽固性溃疡，故需用生理盐水湿润角膜，涂柔红霉素眼膏或用 0.25%氯霉素液点眼并覆盖油纱布。

7. 勤换尿布，每次大便后温水冲洗臀部并涂油膏，以防红臀或糜烂。

8. 准确记录出入量，为补液提供依据。为精确计算尿及粪便丢失水分，可选用一次性尿布，用前先称好重量，便后再称其重量，减去原重量即可测得比较准确的丢失液量。

9. 入院后连续大便培养 3 次，每次在大便不同区域分别取标本。

## 第四节 小儿血液系统疾病一般护理

1. 做好精神护理，帮助病人解除思想顾虑，增强战胜疾病的信心，调动病人的积极因素以配合治疗。

2. 重度贫血、有出血倾向者应绝对卧床休息。呼吸困难者给氧气吸入。

3. 给予高蛋白、高维生素、高热量、易消化饮食。

4. 保持病室内空气新鲜，定时通风及空气消毒。严格执行探视陪护制度，防止交叉感染。

5. 保持口腔清洁，给予 1：5000 氯己定液漱口。高热、出血及病重者给予口腔护理，预防口腔感染。

6. 出血性疾病病人高热时不宜用酒精擦浴。禁用解热镇痛药。

7. 严密观察病情变化，注意体温、脉搏、呼吸、血压变化，观察有无出血、感染等。

8. 对化疗病人应注意观察药物反应。

9. 有出血倾向的病人应防止外伤，大出血病人应随时测量血压、脉搏、呼吸并详细记录，随时备好抢救药品及物品，协助医师进行抢救。

10. 对长期卧床的病人应做好皮肤护理。

## 第五节 新生儿缺血缺氧性脑病护理

1. 病情观察

（1）注意观察患儿的呼吸道症状，呼吸困难程度，有无青紫、鼻翼扇动、三凹征、气促、喘息、咳嗽、呛奶等症状，以及症状的严重程度，有无乏氧征等，如发现异常及时通知医生，积极采取急救措施。

（2）观察患儿的生命体征，4 小时监测一次，并记录。观察患儿神志、瞳孔、肌张力变化，发现脑疝，及时通知医生。

（3）观察患儿尿量的变化. 认真记录 24 小时出入量。

2. 症状护理：评估患儿面色、意识状态、体温、脉搏、呼吸、血压的情况。

（1）密切观察患儿病情变化，如有窒息发生，及时清理呼吸道分泌物，保持呼吸道通畅。

（2）保持静脉通道顺畅，保证药物、纠酸、扩容剂等及时、正确地应用。

（3）加强巡视，患儿取侧卧位，备齐抢救物品，及时抢救。

（4）各项护理治疗应集中进行，尽量减少对患儿不必要的刺激。

3. 营养与饮食护理：遵医嘱给予患儿足够的液体及营养，喂奶以少量多次为宜，喂奶时，密切观察患儿的病情变化，呛咳者应体位喂养。

4. 药物治疗护理：遵医嘱使用镇静剂、止血剂和脱水剂。观察患儿用药的反应及副作用。

5. 心理护理：做好健康教育工作，教会家长新生儿抚触的方法和技能。做好心理护理，缓解家长焦虑及紧张情绪，使其配合治疗，促进患儿康复。

## 第六节　重症新生儿一般护理

1. 病情观察

（1）观察新生儿的精神状况及拥抱、吸吮、吞咽等反射是否正常，观察新生儿的体温是否正常及暖箱使用的情况；记录暖箱温度。吸氧的方式及氧流量情况。

（2）观察新生儿呼吸、心率、血压的情况。有无鼻翼扇动，三凹征及周期性呼吸、呼吸暂停等症状，有无心律失常，血压降低等变化。

（3）密切观察新生儿的病情变化，准确记录监护下的各种监护数值，发现异常，及时与医生联系。

（4）观察新生儿的皮肤有无黄染、皮疹等，观察脐部情况。

（5）观察新生儿的进食的状态，有无拒乳、吸吮无力等情况。

2.症状护理

（1）入院前的准备：当接到收住危重新生儿的通知后，应根据新生儿的病情预热远红外辐射台或闭式暖箱，呼吸困难者，准备氧气，连接好呼吸机管道，检查负压吸引设备，准备好心电监护仪及输液泵等。

（2）新生儿入院时，根据病情及医嘱，给新生儿氧气吸入，连接好心电监护、血氧饱和度，设定报警值（包括呼吸暂停的报警），并做好护理记录。

（3）有呼吸机辅助呼吸时，设置好呼吸机参数，注意机器的工作状态，当呼吸机报警时，及时检查患儿、呼吸机管道环路、机器、气源等情况，并做出相应的处理。每1小时记录呼吸机参数及生命体征一次。

（4）保持呼吸道通畅，及时清除新生儿呼吸道分泌物，每2～4小时更换体位一次，定时翻身、拍背、吸痰。

（5）保暖：新生儿室内温度应保持在24~26℃，湿度保持在55%~65%，监测新生儿体温变化，遵医嘱应用辐射或闭暖箱，观察暖箱的工作情况，根据新生儿的体温及体重，及时调节暖箱的温度。

（6）注意保护性隔离，进入新生儿病房时，工作人员应更换衣服、鞋帽，接触新生儿前后洗手；严格执行无菌操作原则，避免交叉感染。每日对病室消毒一次。

（7）心电监护的新生儿应注意监护仪工作情况，心电监护的电极片应每日更换，每4小时监测血压一次，应注意经常移动接头部位，以防压伤。

（8）遵医嘱监测血糖、尿量。控制输液滴速，必要时使用输液泵，并观察输液泵的工作情况。

（9）观察患儿的排便情况，如出现血便、异味等，及时向医生汇报。

3.营养与饮食护理：提倡母乳喂养；对于无法自己进食的新生儿给予鼻饲疗法（见鼻饲的护理），对于无法从胃肠中给予营养的，应及时给予静脉高营养。在给予静脉营养时，应注意无菌操作，保护新生儿的血管，防止高渗液体渗漏，并根据高营养液的成分给予逆光输液。

4.药物治疗护理：药物治疗时，注意观察药物的作用和副作用。

5.心理护理：对新生儿进行抚触，给予皮肤安慰，向家长介绍新生儿的状况，缓解家长焦虑及紧张情绪，使其配合治疗，促进新生儿康复。

## 第七节 早产儿护理

1.病情观察

（1）观察新生儿的精神状况及拥抱、吸吮、吞咽等反射是否正常，观察新生儿的体温及暖箱使用的情况；吸氧的方式及氧流量情况。

（2）观察新生儿呼吸、心率、血压的情况。每 2 小时记录一次。观察早产儿呼吸速率、节律；有无鼻翼扇动，三凹征及暂停、周期性呼吸等症状，观察早产儿有无心律失常，血压降低等变化。

（3）观察早生儿的皮肤有无黄染、皮疹等，观察脐部情况。观察新生儿的进食的状态有无拒乳、吸吮无力等情况。

2.症状护理

（1）保暖：体重小于 2000 克的早产儿应置于暖箱中，箱温保持在 32℃，湿度保持在 55%～65%，体重小于 1000 克时，箱温保持在 34～36℃。

（2）保持呼吸道通畅，及时清除呼吸道内的分泌物，防止窒息；必要时，给予吸氧并观察呼吸情况。

（3）保护性隔离，严格执行无菌技术操作，接触早产儿前后要洗手，病室每日用空气清菌片 2 次，早产儿每日油浴 2 次，保持皮肤清洁干净，做好脐部护理，保持脐部干燥。使用暖箱的早产儿，每日对暖箱进行擦拭消毒一次。患儿出箱后进行终末消毒。

（4）输液的护理：早产儿应根据其体重及喂养的情况，控制其输液的量和速度。

3. 营养与饮食护理；合理喂养，提倡母乳喂养。对于无法进食的早产儿给予鼻饲喂养，无法从胃肠中给予营养的，应及时给予胃肠外营养。在给予静脉高营养时，应保护早产儿的血管，防止液体外渗，并根据高营养液的成分给予避光输液。

4. 药物治疗护理

（1）补充维生素 $K_1$ 1 mg，连用 3 天，15 天后加用维生素 A 和维生素 D，早产儿可根据情况适当加量，四周后补充铁及维生素 E 和叶酸。

（2）对于呼吸暂停的早产儿可给氨茶碱静脉滴注，负荷量 5mg / kg，维持量 2mg / kg。

5. 心理护理：做好心理护理，对早产儿进行抚触，给予一定的皮肤安慰，向家长讲解早产儿的生理特点，缓解家长焦虑及紧张情绪，使其配合治疗，促进早产儿康复。

## 第八节 新生儿黄疸护理

1. 病情观察

（1）注意观察患儿的生命体征，体温，呼吸，脉搏，血压等变化，2～4 小时记录一次。

（2）注意观察患儿精神反应，有无嗜睡、发热、腹胀、呕吐、惊厥等，哭声有无异常及拥抱、吞咽、吸吮等反射，如发现异常及时通知医生。

（3）观察患儿的皮肤黄染程度，黄染程度变化的情况，随时给予评估，及时发现情况及时处理。

（4）注意观察患儿大小便的次数、量及性质，如存在胎粪延迟排出，应予灌肠处理，及时促进大小便及胆红素的排出。

（5）注意观察患儿皮肤有无破损及感染灶，脐部有无分泌物，如有异常及时通知医生，并给予处理。

2. 症状护理

（1）黄疸的护理：根据患儿皮肤黄染的部位和范围，估计血清胆红素，判断其发展速度。

（2）光疗的护理：光疗前的准备，清洁光疗箱，往湿化器内加水，接通电源，检查线路及光管亮度，并预热暖箱到适宜温度将患儿裸露（戴上眼罩及遮挡生殖器），放入箱内，记录照射时间。光疗时，应使患儿受照均匀，单面光疗时，每隔 2 小时更换一次体位。双面或多面光疗时，应勤巡视，防止患儿受伤。定时监测并记录体温及箱温的变化，冬天注意保暖，夏天注意防热，若体温超过 38.5℃时，要暂停光疗，经处理体温恢复正常后，再继续光照治疗，光疗期间注意保证水分的供给，按需喂奶、喂水，光疗期间注意患儿有无光疗反应，如发热、烦躁、皮疹、呕吐、腹泻、青铜症等症状，如发现及时处理。光疗结束后，清洁暖箱。

3. 营养与饮食护理：合理喂养，提倡母乳喂养。向家长讲解母乳喂养的好和正确的喂养方法。光疗的患儿失水较多，注意补充足够的水分。

4. 药物治疗护理：合理安排补液计划，及时纠正酸中毒。根据不同补液内容调节相应的速度，切忌过快输入高渗性药物，以免血脑屏障暂时开放，使已与白蛋白连结的胆红素也可进入脑组织。

5. 心理护理：做好心理护理，多对患儿进行抚摸，给予一定的安慰，缓解家长焦虑及紧张情绪，使其配合治疗，促进患儿康复。

## 第九节 新生儿肺炎护理

1. 病情观察

（1）观察患儿的呼吸道症状，呼吸困难程度，有无青紫、鼻翼扇动，三凹征、气促、喘息、咳嗽、呛奶等症状，以及症状的严重程度，有无缺氧征等，如发现异常及时通知医生，积极采取急救措施。

（2）观察患儿的生命体征变化，2～4 小时测量记录一次；注意观察患儿精神反应、哭声及拥抱、吞咽、吸吮等反射情况。

2. 症状护理

（1）保持呼吸道通畅，及时清除呼吸道分泌物，遵医嘱给予氧气吸入，保持室内空气新鲜、潮湿，温、湿适宜。定时翻身拍背，痰液黏稠时，给予雾化吸入，促使痰液排出。必要时，给予吸痰，吸痰时注意无菌原则。

（2）密切观察患儿体温的变化，过高者及时给予物理降温，如凉水袋、温水擦浴等，过低者注意保暖，如用热水袋、暖箱等。

（3）遵医嘱给予抗生素药物。

3. 营养与饮食护理：遵医嘱给予患儿足够的液体及营养，喂奶以少量多次为宜，喂奶呛咳者，应体位喂养，喂养时须注意患儿的呼吸情况，保持呼吸通畅，如发现异常情况及时给予处理。对无法经口喂养的患儿，可用鼻饲疗法。无法从胃肠中给予营养的，应及时给予静脉营养。在给予静脉营养时注意无菌，注意保护患儿的血管，防止液体外渗，并根据高营养液的成分给予避光输液。

4. 药物治疗护理

（1）针对不同病原给予抗生素治疗：金葡菌肺炎及大肠杆菌感染的肺炎可用耐酶青霉素，一代头孢菌素；革兰氏阴性或绿脓杆菌可用三代头孢菌素等。

（2）对于呼吸道症状，可给予雾化吸入，用生理盐水、庆大霉素、糜蛋白酶地塞米松配成的雾化液，或用万托林与生理盐水按应定的比例配成的液体，用空气压缩泵给患儿进行治疗。

（3）注意观察药物的疗效及副作用。

5.心理护理：做好心理护理，对患儿进行抚摸，根据其家长认知程度，对疾病知识进行讲解，缓解家长焦虑及紧张情绪，使其配合治疗，促进患儿康复。

## 第十节　新生儿颅内出血护理

1.病情观察

（1）观察患儿的生命体征，体温，呼吸，脉搏，血压等。观察患儿精神反应，哭声及拥抱、吞咽、吸吮等反射。

（2）注意患儿呼吸、神志、瞳孔，前囟有无隆起、有无斜视及频繁呕吐等颅内压增高征象，观察患儿惊厥发生的时间、持续时间及发作部位。应及时通知医生并做好抢救准备。

2.症状护理

（1）根据缺氧情况给予氧气吸入，注意用氧方式和流量，病情好转应及时停氧。

（2）绝对静卧直至病情平稳，为防止出血加重和减轻脑水肿，应将患儿头部抬高 15°～30°，侧卧位，尽量减少搬动。喂奶时不能抱喂；除臀部护理外，免去其他清洁护理，各项护理操作，动作应轻柔，尽量集中操作，以免引起患儿的烦躁不安而加重颅内出血。

（3）保持呼吸道通畅，及时清除呼吸道分泌物，避免物品压迫胸部，影响呼吸。

3.营养与饮食护理：病重期间应禁食，按医嘱给予补液或给予静脉高营养液，保证患儿的生长发育。病情好转后可选用小奶头少量喂养，逐渐加奶量。病情恢复后，向家长讲解母乳喂养的好处，及正确的喂养方法。

4. 药物治疗护理：正确使用止血药物，观察药物的作用和副作用。

5. 心理护理：做好心理护理，缓解家长焦虑及紧张情绪，使其配合治疗，促进患儿康复。

## 第十一节　新生儿一般护理

足月新生儿是指胎龄满 37～42 周，体重在 2 500g 以上，身长大于 47cm 的新生儿。新生儿期是指从胎儿出生到满 28 天。此期是由胎儿依赖母体转为独立生活的适应阶段。由于各器官生理功能尚未完善，对外界适应能力差，抵抗力低，特别是新生儿早期（出生 1 周内），易受外界刺激而致病，死亡率高，故必须加强护理。

1. 病室要求：新生儿室应设在病房的尽头，远离感染病室。病室内以阳光充足、空气新鲜、室温 22～24℃、湿度 60%～65%为宜。有条件应安装空调，以维持室温恒定。

2. 维持体温恒定：新生儿体温调节功能差，体温不稳定，易随环境温度而变化，须每 4 小时测体温一次。体温低者，可用暖箱或热水袋保温。体温高者可先松解包被或头部置放冷水袋，一般不用降温药物。

3. 喂养：正常新生儿出生后即可吸吮母乳，以促进母乳早分泌，并预防低血糖的发生。为了保证母乳喂养的成功率，应坚持按需哺乳，不定时间及次数，不用奶嘴，不喂糖水。喂奶后应竖抱婴儿轻拍背部，排出空气，取头高右侧卧位，观察片刻方可离开。不宜母乳喂养者可用牛奶。

4. 皮肤护理：新生儿皮肤娇嫩，角质层薄而血管丰富，易擦伤及感染，故应做好皮肤护理。每日沐浴并更换衣被一次。

5. 臀部护理：勤换尿布，每 1～2 小时更换一次。腹泻病儿随时更换。每次便后用温水冲洗，以紫草油或鱼肝油软膏涂搽保护皮肤。发现红臀时，尿布不宜包得太紧。有破溃时，应局部暴露，红外线照射每日 2 次。

6. 脐部护理：脐带未脱落且无感染时，无须做脐部护理，保持敷料不被污染即可。每日沐浴后用 75%酒精消毒脐周。如有感染可先用 3%双氧水洗净，后涂以 2%碘酊，每日 2 次。

7. 五官护理

（1）眼：有分泌物时，用生理盐水棉球擦洗，然后用 0.25%氯霉素溶液滴眼，每日 3 次。

（2）耳：经常更换体位，避免耳朵受压。取头侧卧位，防止奶液流入耳道引起中耳炎。

（3）鼻：鼻腔有分泌物时，可用棉球擦拭。

（4） 口：口腔黏膜柔嫩，一般不做常规擦洗，更不能挑破“马牙”或板牙。如有鹅口疮，应用 1%苏打水清洗或涂制霉菌素甘油，每日二次。

8. 观察病情：新生儿病情变化快，应密切观察哭声、面色及对外反应，以判断病情的轻重。新生儿正常呼吸频率 40 次 / min，心率 120～130 次 / min，如发现呼吸<20 次 / min，心率<100 次 / min，应立即通知医师进行抢救，并给予氧气吸入和呼吸兴奋剂，如可拉明、洛贝林等。

9. 预防院内感染

（1）工作人员应穿戴隔离衣、帽、口罩及清洁鞋，洗手后方可入内（室外设消毒盆）。

（2）新生儿室谢绝探视，由工作人员向家属介绍病情或在室外走廊隔窗看望。

（3）新生儿室发现传染病，如脓疱疮、腹泻等，应立即将病儿移至隔离室。工作人员有患上呼吸道感染、腹泻等传染病时，应调离新生儿室。

（4）严格消毒隔离制度

①空气消毒同儿科预防院内感染常规。

②物体表面及地面消毒用 1：200“84”消毒液擦拭，每日一次。

③新生儿室一切用物应单独使用，用后擦洗或浸泡消毒。操作前、后洗手。

④新生儿所用被褥高压灭菌后方可使用。

⑤按时做细菌监测。

10. 出院指导：对家属进行有关喂养、保温、消毒隔离等知识的宣教。定期进行保健检查、预防接种等。

## 第十二节　病毒性脑炎护理

病毒性脑炎是由于各种病毒引起的一组以精神和意识障碍为突出表现的中枢神经系统感染性疾病。

1. 休息、活动指导

（1）急性期绝对卧床休息。

（2）昏迷病人应取侧卧位，一侧背部稍垫高，头偏向一侧，以便分泌物排出。

2. 饮食指导

（1）供给患儿高热量、高蛋白、富含维生素、易消化的流质或半流质食物。

（2）不能进食或频繁呕吐者，可鼻饲或静脉供给营养。

3. 用药指导

（1）抗病毒治疗：应用此类药物后，少数患儿可有口渴、稀便等现象，护理时要告诉病人，并交代停药后不良反应可自行消失，以减轻病人及家属的顾虑。

（2）输入脱水剂时，应注意防止外漏，以免组织坏死。

（3）脱水剂遇冷易析出结晶，可水加温溶解后使用。

4. 调整心理压力方法

（1）对患儿予以安慰、关心和爱护，增强战胜疾病的信心。

（2）热情接待患儿，向患儿介绍病区的环境，实施温馨服务，减轻患儿不安与焦虑。

（3）多与患儿交流、讲故事，使之得到精神上的安慰。

（4）为患儿提供舒适的治疗环境。

5. 出院指导

（1）加强体质锻炼，增强抵抗疾病的能力。

（2）预防感冒。

# 第五章 五官系统疾病护理

## 第一节 鼻骨骨折的护理

鼻骨骨折是指外伤后局部疼痛、软组织肿胀、鼻出血、鼻梁变形、鼻部有压痛点及骨摩擦音。鼻骨 X 线摄片，鼻部可见骨折线及错位。

1. 心理护理：鼻骨骨折后，病人心理压力较大，尤其担心愈合不良而导致面部畸形。医护人员应耐心解释病情，使其配合治疗。

2. 鼻部皮肤有裂伤且伤口污染严重时，应遵医嘱及时注射破伤风抗毒素。

3. 鼻骨复位后：注意观察骨折部位复位情况，注意鼻腔出血，保持鼻腔堵塞物固定。

4. 合并脑脊液鼻漏者：严密观察病情，嘱病人勿擤鼻，以免感染向颅内发展。

## 第二节 甲状腺管囊肿的护理

（一）术前护理

1. 心理护理关心体贴病人，向其讲明甲状腺舌骨囊肿是一良性肿物，解除思想顾虑，并解释手术治疗的必要性及方法、预后，使病人对手术有全面的了解。

2. 术前准备注意全身清洁，特别是头颈部，男病人刮胡须，剃去胸前锁骨上至口角以下毛发，并用热肥皂水洗涤，术前保证充足睡眠，术前 6 小时禁食，4 小时禁饮。

（二）术后护理

1. 术后卧位和饮食：术后取平卧位，给予高营养、高热量、高维生素饮食，如病变较大，给予鼻饲流质，鼓励病人进食，促进机体组织恢复。

2. 注意伤口有无出血和渗血，局部有无红肿渗出，保持敷料清洁干燥、固定。

3. 注意呼吸：严密观察生命体征，尤其呼吸变化，若有呼吸困难，及时报告医生，做相应处理。

## 第三节　颌骨含牙囊肿护理

（一）术前护理

1. 心理护理安慰病人，向其讲明颌骨含牙囊肿，非手术治疗无效，尽早手术，解释手术、麻醉需注意事项。

2. 术前准备观察口腔黏膜变化，保持口腔清洁，常漱口。

（二）术后护理

1. 饮食：给予高营养、易消化的温流质饮食，以少油、少渣为主，忌辣、酸、甜、干硬食物，进食后养成漱口习惯。

2. 预防口腔内伤口感染，给予口腔护理一天二次，1：5000 呋喃西林漱口，保持口腔清洁。

3. 严密观察伤口出血情况，及时吸净口腔内分泌物，保持呼吸道通畅。

4. 由于术中损伤，伤口周围软组织肿胀明显，指导病人取半卧位利于引流减轻肿胀引起的不适。

5. 对于上颌窦含牙囊肿，需行上颌窦根治术，为预防术后伤口出血，用四头带包扎于上颌，窦腔内堵塞碘附或油纱条，严密观察，保持固定好。

## 第四节 咽及食道异物护理

咽部异物最常见，以鱼刺最多，较大的异物易卡于食道内，进食过快或不细心所致。咽部异物绝大多数经门诊医生处理而愈，食管异物最常发生在食管入口，其次在主A弓、支气管平面和横隔裂口故多数需住院治疗。

（一）术前护理

1.使病人卧床休息，做好心理护理，使其保持情绪稳定。

2.注意观察病人生命体征的变化，防止或尽早发现感染、出血、喉阻塞等并发症。对高热或剧痛者，做好对症护理。

3.拟行内窥镜检查术者应禁食。对行直达喉镜、食道镜、气管藐术者应取下活动性义齿。

4.遵医嘱给予阿托品、苯巴比妥钠肌注，以减少唾液分泌、使病人保持安静。

（二）术后护理

1.术后应卧床休息，少说话，必要时噤声；尽量避免咳嗽，儿童避免哭闹。

2.对行无麻直达喉镜或支气管镜检查或异物取出术者，术后2小时可进半流质；而行局麻者，术后4小时可进半流质饮食；行食道镜检查或异物取出者，如手术顺利，术后6小时可进流质，次日进半流质，根据病情逐渐恢复正常饮食；手术时发现黏膜肿胀重，或有黏膜损伤，术后12小时方可进流食，如有明显感染或食道穿孔者，应禁食。

3.遵医嘱应用类固醇激素肌注或雾化吸入，并按时使用抗生素。

4.严密观察病情变化，尽早发现感染、出血、穿孔、喉阻塞等并发症。

5.做好卫生宣教：①教育幼儿养成良好的饮食卫生，做到细嚼慢咽，进食时不讲话、不玩耍，不将食物或小玩具等细小物品含于口中；②告知家属不在儿童进食时逗笑、打骂或恐吓，尽量不给5岁以下的儿童吃瓜子、花生、豆类等坚硬细小带壳的食物；③养成良好的工作习惯，操作时不将铁钉或针含于口中；④睡觉时将活动性义齿取下。

## 第五节 小儿急性喉炎护理

常见于6个月～3岁的婴幼儿。由于小儿免疫功能差、咳嗽反射功能不良、喉腔狭小，声门下组织松弛，又富于淋巴及腺体组织，炎症时易于肿胀，加之儿童神经系统不稳定，故常在夜间突然加重，以喉痉挛为主。

1. 注意休息，主要是声带休息，尽量避免或减少婴幼儿哭闹。

2. 遵医嘱给予激素和抗生素药物治疗。常用药物为生理盐水200ml内加林可霉素0.6g，地塞米松g，α-糜蛋白酶1 500U雾化吸入，每日二次，每次15～20分钟。

3. 密切观察病情变化，尤其是夜班护士，应加强巡视，严防患儿因窒息而死亡。

4. 呼吸困难加重者，应备好气管插管和气管切开包。必要时配合医师行气管切开，并按气管切开护理常规进行护理。

5. 给予营养丰富的半流质饮食，酌情给予氧气吸入，注意调节水、电解质的平衡。

## 第六节 眼科疾病一般护理

（一）术前护理

1. 病人入院后，热情接待，详细介绍病房环境、规章制度、主陪护、探视制度等。

2. 测量体温、脉搏、呼吸，每日二次。体温37.5℃以上者，每4小时测量一次，并记录。

3. 按医嘱分级护理；

4. 0.25%氯霉素眼药水点眼，每日 4 次。

5. 测量体重、血压等。

6. 做好心理护理，消除病人的紧张、恐惧情绪。

7. 双眼视力在 0.01 以下者，应做好病人的生活护理。

8. 训练病人眼球转动，术前 1 日晚按医嘱给予镇静剂。

9. 术前 1 日做青霉素、庆大霉素过敏试验；剪睫毛。

10，全麻者采前 6 小时禁饮食。术前半小时用生理盐水冲洗结膜囊；按医嘱应用镇静剂。戴手镯。

（二）术后护理

1. 根据病情选择适当的卧位，严禁低头、大声说笑、用力翻身，头部勿过度活动。

2. 给予易消化的普通饮食。

3. 保持大小便通畅，必要时给予缓泻剂。避免咳嗽、打喷嚏等用力动作。

4. 注意观察刀口有无渗血，保持敷料清洁，发现异常及时处理。

5. 术后 2～3 日，按医嘱应用抗生素眼水点眼。

6. 注意病人的全身状况，及时治疗原发病。

7. 做好卫生宣教与出院指导。

## 第七节　白内障疾病护理

（一）术前护理

1. 训练病人眼球转动。特别是向下的动作。以便术中配合。

2. 术前 1 日剪睫毛，做药物过敏试验。

3. 术日晨按医嘱散瞳，使瞳孔充分散大。

4. 全麻病人，术前 6 小时禁食、禁水，按医嘱术前用药。

（二）术后护理

1. 协助取平卧位，术后 2 日内勿转动头部，以免影响伤口愈合。

2. 做好生活护理，给予易消化普通饮食。

3. 注意观察疼痛情况，疼痛严重者酌情遵医嘱给予镇静止痛剂。

4. 保持敷料清洁、固定、良好。

5. 保持大便通畅，必要时给予缓泻剂，以免过分用力造成术眼出血，影响刀口愈合。

6. 术后 2～3 日，给予抗生素眼水滴眼，以防感染。

7. 出院指导病人 1 个月内勿揉碰眼球，避免低头动作，以免引起前房积血、伤口裂开或虹膜脱出等并发症。

## 第八节 青光眼疾病护理

（一）术前护理

1. 一次饮水量不超过 500ml，防止眼压升高。

2. 用 0.25%~0.5%氯霉素滴眼，每日 4 次，按医嘱应用降眼压药。

3. 术前 1 日备皮，剪睫毛，做药物过敏试验。

4. 术日晨可进少量半流质饮食。

5. 术前半小时按医嘱应用降眼压药物及镇静剂，核对后戴好手镯，到手术室接病人。

（二）术后护理

1. 卧床休息，勿剧烈活动。

2. 按医嘱应用抗生素，预防创口感染。

3. 注意观察有无头痛、眼胀、恶心等症状，发现异常及时通知医师。

4. 给予易消化的普通饮食，禁烟、酒、浓茶及辛辣刺激性饮食，以免引起眼压升高。

5. 出院前指导病人药物使用方法，定期复查，保持情绪稳定，保证充足睡眠、以防复发。

## 第九节 眼外伤疾病护理

1. 立即清洁创面，备皮，做 TAT 过敏试验，做好手术准备。

2. 按医嘱应用抗生素、止血剂等药物，预防伤口感染及交感性眼炎。

3. 角膜、巩膜伤口应尽早缝合。眼内异物的病人，要问清异物的性质，做好异物的定位并配合医师处理。

4. 爆炸伤者，详细询问致病原因与时间，细致检查全身情况，严密观察血压、脉搏、呼吸变化，发现异常立即通知医师积极抢救。

5. 眼球穿通伤者，应配合医师做好各项术前准备，指导患者卧床休息，避免用力，备皮、点眼时勿压眼球，以免眼内容物脱节。

6. 做好心理护理，稳定患者情绪，以取得配合。给予易消化，富营养饮食。

7. 突然头痛、眼胀痛，应考虑是否有继发性青光眼，立即通知医师检查处理。

8. 出院时嘱病人注意健侧眼睛变化，如出现眼前畏光、流泪、视力下降，应及时就诊，以排除交感性眼炎。

## 第十节 视网膜脱离护理

（一）术前护理

1. 卧床休息，根据视网膜裂孔的位置决定卧位，使脱离区处于最低位置。如裂洞在中线者取仰卧位，在上部者取仰卧头低位，在下部者取半坐位等，以免脱离范围扩大，促进脱离部分复位。

2.做好术前准备（剪睫毛、做药物过敏试验）。

3.术前4小时禁饮食，以防术中呕吐。

4.遵医嘱给予术前用药。

（二）术后护理

1.协助病人取合适卧位，避免视网膜过多牵动而影响裂孔封闭。

2.给予易消化饮食。

3.注意保暖，防止受凉，避免咳嗽。保持大便通畅，以免用力导致视网膜重新脱离。

4.术后卧床，使患眼充分休息，注意观察疼痛性质，必要时通知医生。

5.保持室内空气清洁，按医嘱用药，用1%阿托品及抗生素点眼2～4周，以防刀口感染。

7.因卧床时间较长，术后应采取渐进性行动，下床活动时，应予以协助，以免晕倒。

做好出院指导。出院后注意休息，避免剧烈活动，勿揉碰患眼，定期复查。

# 第六章 急诊常见疾病护理

## 第一节 急性中毒一般护理

1. 分析病源，协助诊断：首先询问中毒发生的时间、发生的过程、接触的哪些毒物、药物或食物等；将残留的毒物、药物或食物妥善保存，以供化验检查；及时留取病人大小便、呕吐物、分泌物送检。

2. 根据毒物进入人体的不同途径，采取不同的清除毒物的措施：吸入中毒的立即脱离中毒环境；皮肤黏膜污染的应迅速进行清洗；口服中毒的应进行催吐、洗胃、导泻、利尿等方法。

3. 呼吸困难、发绀者，给予氧气吸入，必要时气管插管进行机械通气。

4. 烦躁不安、精神异常、有自杀倾向者，应专人护理，以免发生意外。

5. 观察水、电解质，及酸碱平衡情况，按医嘱及时补液，补液过程中注意心肺情况及补液顺序。

6. 口腔分泌物及痰液及时吸出，腐蚀性毒物致口腔糜烂、渗血者，注意口腔护理。

7. 密切观察病情变化，注意呼吸衰竭、循环衰竭、肾功能衰竭、急性肺水肿、脑水肿的发生。备好氧气、吸痰器、呼吸兴奋剂、升压药、强心药、脱水药、解毒剂等，配合医师抢救处理。

## 第二节 急性一氧化碳中毒的护理

1. 立即打开门窗或迅速将患者移至空气新鲜处，解开领口，注意保暖，呼吸心跳骤停者，立即协助医师进行抢救。

2.保持呼吸道通畅，清除口、鼻、咽部分泌物，必要时行气管插管或气管切开，并按其常规进行护理。

3.氧气吸入。最好吸纯氧或含5%二氧化碳的混合氧，早期采用高压氧治疗，最好在中毒后4小时内进行。

4.对于昏迷患者，护士应执行昏迷护理常规。昏迷并高热抽搐者应给予头部降温或冬眠疗法，降温和解痉的同时应注意保暖，做好安全防护。人工冬眠患者应注意观察体温、脉搏、血压等基础生命体征情况。

5.密切观察患者神志、瞳孔、呼吸、血压、脉搏及有无抽搐等情况，如有变化立即通知医师进行处理。

6.准确记录出入量，注意尿量及颜色变化，注意液体的选择与滴速，防止脑水肿、肺水肿及电解质紊乱的发生。

7.注意神经系统的表现，如有无清醒后再度昏迷、急性痴呆性木僵、偏瘫、失语等，以便及时防治迟发性脑病，尤其是昏迷患者清醒后的二周内，应嘱其卧床休息，观察有无神经系统和心脏并发症的发生，并及时通知医师处理。

## 第三节 镇静安眠药中毒的护理

1.保持呼吸道通畅，及时清除气道分泌物，给予氧气吸入。密切观察患者呼吸节律及深度的变化，必要时协助医师气管插管进行辅助呼吸。

2.给予有效的循环支持，建立静脉通路，以补充血容量和应用血管活性药物，如有心跳停止，立即行胸外心脏按压。

3.为防止毒物进一步吸收，清醒患者可先用口服催吐法，意识不清者应尽早插胃管洗胃，洗胃过程中应密切观察生命体征的变化，如有异常，应立即中止洗胃进行抢救。

4. 应用利尿剂时，注意观察尿量，同时注意保持水、电解质平衡。

5. 密切观察生命体征变化，注意监测脏器功能变化，尽早发现并防止多脏器功能衰竭。如有抽搐者，应做好安全防护工作。

6. 做好心理护理，不宜让清醒患者单独留在病房内，防止再度自杀。

急性酒精中毒的护理常规

1. 保持呼吸道通畅，防止呕吐物误吸，将患者头偏向一侧。

2. 如饮酒时间较短，可用催吐或洗胃的方法来清除未吸收的酒精毒物。

3. 昏迷者按昏迷护理常规进行处理。如有躁狂或抽搐者，做好安全护理，并根据医嘱给予适量的镇静剂。

4. 密切观察生命体征变化，特别注意意识、呼吸的变化以及有无消化道出血、胰腺炎等并发症的发生。如昏迷患者出现呼吸抑制，应立即通知医师，并做好气管插管及辅助呼吸的准备。

5. 做好心理护理，采用适当的方法让患者发泄心中郁闷。

## 第四节　气管插管的护理

1. 气管插管要牢固固定，每班要测量并记录外留长度，听诊两肺呼吸音是否对称，以防止导管脱出及下滑。

2. 加强气道湿化，气管内每日滴入湿化液 200～300ml，以保持呼吸道湿润，防止痰液干燥结痂。

3. 插管后要经常给病人翻身、拍背、吸痰，确保呼吸道通畅。

4. 清醒病人，尤其是小儿，对插管不宜耐受者，有自行拔管发生窒息的危险。要对病人进行适当的约束或使用镇静药物。

5. 每日进行口腔护理二次。

6. 充气套囊的护理：气囊内压力应控制在既能有效封闭气道，又不使气管血液供给受到明显影响为宜；套囊充气量应根据病人的具体情况而定，一般在5ml左右；气囊应2～4小时放气一次，每次5～10分钟，放气前应吸净口咽部的分泌物。

7. 拔管前后的护理。对气管插管者，于拔管前充分湿化、叩背、吸痰并吸引鼻及口腔分泌物，而后放空套囊再充分吸引气道内分泌物，嘱患者深呼吸，呼气时将导管和充气套囊一并拔出。应注意有无声音嘶哑、有无呼吸困难、分泌物能否咳出等情况。

## 第五节 有机磷农药中毒的护理

1. 昏迷者按昏迷护理常规进行处理。如有躁狂或抽搐者，做好安全防护，并根据医嘱给予适量的镇静剂或适当的约束。

2. 给予氧气吸入。保持呼吸道通畅，及时吸痰，必要时行气管插管或气管切开，呼吸停止时行人工呼吸迅速清除毒物。

3. 吸入中毒者迅速脱离中毒现场；皮肤黏膜中毒者立即用生理盐水冲洗；口服中毒者进行彻底洗胃，洗胃过程中应密切观察生命体征的变化，如有呼吸、心搏骤停，应立即停止洗胃进行抢救。

4. 按医嘱给特效解毒剂阿托品、氯解磷定等。阿托品应早期、足量、快速、反复给药，应注意观察用药后反应及正确识别阿托品；应用胆碱酯酶复能剂宜应早期、足量应用，并注意观察有无心慌、头晕及恶心、呕吐等复能剂过量的情况。

5. 饮食护理：中、重度中毒患者一般需反复洗胃，洗胃期间应禁食；允许进食后，早期给予易消化的流质、半流质饮食。

6. 做好心理护理，根据不同的心理特点予以心理指导。

## 第六节 中心静脉穿刺插管的护理

1. 局部皮肤每日消毒并更换敷料，必要时用 75%酒精局部湿敷。

2. 每日更换输液器，严格无菌操作，确保连接管牢固可靠，注意预防空气栓塞。

3. 穿刺管每日用肝素生理盐水冲洗，避免血栓形成或栓塞，输液完毕用肝素生理盐水注满管腔，将穿刺管口封闭后用无菌纱布包好固定。下次输液时先抽净管腔内肝素液，再接输液器进行输液。

4. 部位如发生炎症反应、疼痛及原因不明的发热等，应拔除导管送细菌培养，局部稍加压迫，避免形成血肿。

## 第七节 气管切开护理

1. 气管套管牢固固定、系带在颈后结成死结，以防套管脱出。24 小时内嘱病人少活动，以防脱管。

2. 流质或半流质饮食，进食时注意有无呛咳，如有呛咳立即停止进食。

3. 室保持温度在 20%：左右，湿度在 75%～80%，气管切开处覆盖湿纱布，并注意及时更换。

4. 保持呼吸道通畅，随时吸痰，吸痰时操作要轻，每次吸痰时不宜超过 15 秒，加强气道湿化，超声雾化吸入每日 2～3 次、必要时 2～3 小时一次。

5. 套管周围的纱布，每日更换 1~2 次，填塞伤口的磺碘纱条术后 24 小时取出。

6. 吸痰盐水每 4 小时更换一次，吸引器液面不宜超过 2／3 满，吸引瓶及管道每日消毒。

7. 气管切开处有缝合者，术后 5～7 天拆线。

8. 注意观察有无并发症，如：皮下气肿、伤口出血、纵隔气肿、肺部感染，气胸、气管食道瘘等，术后勿用吗啡、可待因、阿托品等镇咳止痛药，以免抑制咳嗽而使气管内分泌物不易咳出。

9. 脱管处理：多因固定套管系带太松，病人活动较大所致，脱管病人出现严重呼吸困难，或忽然有呼吸、啼哭声，此时即刻用弯血钳将气管切口处撑开，更换气管套管重新置入。

## 第八节 休克护理

1. 设专人护理，分秒必争进行抢救。

2. 去枕平卧（有呼吸困难、肺水肿时稍抬高头部）注意保暖。

3. 发病危通知。

4. 氧气吸入，提高血氧饱和度，改善组织缺氧状态。

5. 抽血检查血型，按医嘱做好输液、输血准备，并准备生理盐水、羧甲淀粉，低分子葡萄糖酐、5%葡萄糖液、激素、抗生素、肝素等。

6. 准备物品，并协助医师安装中心静脉压监测装置。

7. 补充血容量，迅速建立静脉通道，选用套管针，以利纠正缺水及失血，尽快恢复有效循环血容量。根据血压情况按医嘱应用升压药物。血容量补足后维持血压时，应注意升压药物的浓度和输液滴速，以防肺水肿。

7. 密切观察病情变化，准确地做好特护记录。

9. 严格记录出入量、并记录每小时尿量，尿量<25ml / h 说明血容量不足，>30ml / h 表示肾血流量已有好转。

10. 对心源性休克病人，注意心率变化，严格控制输液速度，每分钟不超过40 滴。

11. 对过敏性休克病人，应立即用泼尼松龙或地塞米松加入 5%葡萄糖液内静脉滴注，或 1：1000 肾上腺素 1ml 皮下注射。

12. 对急性中毒引起的休克病人应加速洗胃，减少毒物吸收，按医嘱及时应用解毒药物。

13. 对感染性休克病人，及时按医嘱用大剂量抗生素和激素治疗。

## 第九节 昏迷护理

1. 谵妄烦躁不安者应加床栏，以避免坠床。按医嘱给镇静剂，并适当约束病人，以防止外伤，剪短病人指甲，以免抓伤。

2. 按医嘱给予饮食，必要时鼻饲，保证足够的营养和水分。鼻饲每日 5～6 次，注意保持鼻饲管的清洁和通畅。

3. 给药时药片、药丸等需研碎或成粉剂。

4. 给予氧气吸入。

5. 昏迷病人平卧位，抬高床头 10° ～30° 。头偏向一侧，防止分泌物吸入气管。随时注意吸痰，保持呼吸道通畅。对舌根后坠者，可托起下颌或安放口咽管。

6. 保持病人皮肤清洁，每 1～2 小时给予翻身一次，同时床铺应干燥平整，以预防褥疮。

7. 注意保暖，用热水袋时要避免烫伤。

8. 口腔护理，每天 3～4 次，预防口腔炎及腮腺炎，口唇干燥者涂润滑剂。

9. 如两眼不能闭合时，应以凡士林纱布盖于眼上，以免角膜干燥或受伤，张口呼吸者，口盖湿纱布。

10. 严格记录出入量，必要时做特别记录。

11. 按医嘱及时留取大小便标本做检查，以助诊断。

12. 保持大便通畅。3 日无大便者报告医师，根据医嘱进行处理，必要时可进行灌肠。

13. 密切观察神志、瞳孔、体温、脉搏、呼吸、血压等变化，及时做好记录。体温过高时给予物理降温。

14. 昏迷伴有抽搐病人，上下颌臼齿应放置牙垫，以防舌被咬伤。

## 第十节 呼吸衰竭护理

1. 急性呼衰应绝对卧床休息。

2. 给予营养丰富、易消化饮食。

3. 观察呼吸节律、频率的改变，以及有无精神症状，如头痛、记忆力和判断力减退，神志恍惚、谵语、无意识动作和抽搐等。如发现异常，应及时通知医师。

4. 持续低流量吸氧，观察给氧效果，如呼吸困难缓解，心律下降，发绀减轻，表示给氧有效。如呼吸过缓或意识障碍加重，提示 $CO_2$ 潴留加重，应通知医师，查动脉血气，必要时给予机械通气。

5. 及时消除积痰，保持呼吸道通畅，增加通气量，防止感染。

6. 对一般治疗无效的病人，需行气管插管，气管切开或辅助呼吸时，应做好术前准备和术中配合。

7. 出现肺水肿应用利尿剂和脱水药时，注意观察药物效果，并记录出入液量。

8. 心功能不全病人，静脉输液量不宜过多，滴速不宜过快，以免发生肺水肿。

9. 长期卧床病人，应做好皮肤护理和生活护理。

10. 备好抢救药品及物品，如气管插管、气管切开包、呼吸机、吸痰器、呼吸兴奋剂、强心剂等。

## 第十一节 成人呼吸窘迫综合征护理

1.卧床休息，取半卧位，每小时翻身拍背一次，防止痰液淤积、肺不张及褥疮的发生。

2.加强营养，给易消化的高热、高蛋白半流或流质饮食。

3.迅速纠正缺氧，早期应给予50%的高浓度吸氧，使 $PaO_2$ 保持在60～70mmHg；如果 $PaO_2$ 继续下降，呼吸窘迫及发绀加重或伴心功能不全，应给予无创机械通气。应用以上吸氧措施症状仍能改善，应给用多功能呼吸机，采用呼气末正压（PEEP）进行通气，开始可用3~5 $cmH_2O$，动脉氧分压改善不明显，可逐渐加大但最大不宜超过15 $cmH_2O$。

4.密切观察病情变化，观察呼吸频率、节律、血氧饱和度及发绀程度；随时观察中心静脉变化，监测血容量及心脏功能，注意抗生素药物的疗效及副作用，应用呼吸兴奋剂及高浓度吸氧应避免氧中毒。

5.保持呼吸道通畅，及时吸痰，注意呼吸道湿化，避免痰液干结，气管切开及气管插管时应设专人护理，认真做好呼吸道的管理工作。

6.控制液体投入量，保持体液负平衡，严格记录出入量，防止电解质和酸碱平衡。

7.备好各种抢救物品，如氧气、呼吸机、气管插管及气管吸痰用品、呼吸兴奋剂、强心利尿剂等。

# 第七章 传染科疾病护理

## 第一节 传染病一般护理

1. 严格执行消毒隔离制度。

2. 保持病室安静、整洁，空气新鲜。

3. 尽早地填写传染病卡片。

4. 向新病人详细介绍有关制度。

5. 病人入院后按不同病种安置病室，并执行不同的隔离方法，立即测体温、脉搏、呼吸、血压。

6. 急性期卧床休息，恢复期及轻症者可适当活动。谵妄及有精神症状者，加放床挡以防坠床。

7. 密切观察意识、瞳孔、体温、脉搏、呼吸、血压变化，每日记录大便次数，如有异常改变，立即通知医师。

8. 按医嘱给饮食，呕吐、腹泻者鼓励多饮水。

9. 高热、昏迷病人，执行高热昏迷护理常规，出疹期的病人，一般不用冷敷或冷水擦浴。

10. 做好心理护理，消除病人顾虑与急躁情绪，使其积极配合治疗。

11. 做好卫生宣教，按不同病种，向病人讲解预防传染病的卫生知识。

## 第二节 肝炎护理

（一）执行传染病一般护理常规。

（二）按不同类型的病毒性肝炎分室收住，重症病人住单人病室。

（三）急性肝炎和慢性肝炎活动期需严格卧床休息。症状明显改善，肝功能恢复正常后可逐渐下床活动，以不感疲劳为度。

（四）急性肝炎早期给予易消化、富含维生素的清淡饮食。病情及食欲好转后，适当增加蛋白饮食。慢性肝炎可给高蛋白、高维生素、低脂肪饮食，有水肿者可适当限制水和钠盐。

（五）病情观察

1. 注意病情变化。密切观察病人的饮食、恶心、呕吐、腹胀乏力、黄疸消长、排便情况，发热、水肿及出血倾向等。

2. 重症病人加强巡视、观察并记录。意识不清、谵妄、烦躁者，应有专人护理，加床档，防止发生意外。

3. 注意有无出血倾向，遇有消化道大出血，立即通知医师，记录出血量，观察血压、脉搏变化，给氧，建立静脉通道，准备输血和急救药品器材。

（六）保持大便通畅，腹胀严重时，行腹部热敷。

（七）食具、用具、排泄物及血液污染物，均需严格消毒，采用一次性注射器和输液器，做到一人一针一管。

## 第三节 流行性出血热护理

（一）执行传染科一般护理常规。

（二）执行消化道和虫媒隔离，室内防鼠、灭鼠。

（三）急性期卧床休息，病情较重者绝对卧床，至恢复期可逐渐下床活动。

（四）发热期护理

1. 给予营养丰富、清淡可口、易消化饮食。

2. 密切观察体温、血压、皮肤黏膜出血等变化。

3. 高热者头部和体表大血管处冷敷或放置冰袋，不宜用酒精擦浴。

（五）低血压休克期护理

1.绝对卧床，取平卧位，忌搬动，注意保暖。

2.专人护理，每30分钟测血压、脉搏、心率，观察并记录尿量。

3.给氧气吸入。

4.备好扩容、纠正酸中毒、血管活性及强心药物。

（六）少尿期护理

1.严格限制进水量。准确记录出入量。

2.限制摄入含蛋白质和钾盐丰富的食物。

3.加强口腔护理。

（七）多尿期护理

1.多尿初期继续观察有无出血、感染及电解质紊乱现象。至多尿后期可根据体力及饮食情况，逐步下床活动。

2.依据尿量逐渐增加液体入量，同时增加蛋白质及钾盐含量较高的饮食。

（八）恢复期仍以休息为主，逐渐增加活动量。给予高热量、高蛋白、高维生素饮食。

## 第四节 流行性腮腺炎护理

（一）执行传染病一般护理常规。

（二）执行呼吸道隔离。

（三）急性期卧床休息，有并发症者延长卧床时间。

（四）饮食以清淡、易消化的流质或半流质为宜，忌食酸、辣、硬等刺激性食物。

（五）保持口腔清洁，鼓励多饮白开水。

（六）做好症状护理。

1. 高热时给予物理降温或药物降温。

2. 腮腺肿胀时局部冷敷。

（七）做好并发症的观察及护理

1. 睾丸炎或卵巢炎若出现高热、寒战、恶心、呕吐、腹痛等可考虑并发本病。可用阴囊袋托起阴囊，并给予冷敷以减轻疼痛。

2. 急性胰腺炎若出现高热、恶心、呕吐及腹痛、腹胀、胰腺部位有肿块触痛，可考虑并发本病。必要时按医嘱静脉补液。

3. 脑膜脑炎腮肿后 1 周内若出现发热、头痛、呕吐、嗜睡、惊厥、昏迷等应考虑并发脑炎。按医嘱处理，执行脑炎护理常规。

## 第五节 麻疹护理

（一）执行传染病一般护理常规。

（二）执行呼吸道隔离。

（三）卧床休息。室内要求安静，空气新鲜，避免病人直接吹风。

（四）给易消化、清淡的饮食。

（五）保持皮肤清洁，勤换内衣，防止病人指甲抓痒而继发感染。

（六）做好五官护理

1. 眼睛护理：避免强光刺激，炎性分泌物多时用生理盐水洗净，用 0.25% 氯霉素溶液滴眼，每天 3 次。

2. 鼻腔护理有鼻痂时，用生理盐水棉棒润湿后轻轻擦拭，涂少量液状石蜡。鼻孔周围糜烂时可涂以抗生素软膏。

3. 耳的护理保持侧卧位，防止眼泪及呕吐物流入耳道。

4. 口腔护理常规用生理盐水漱口，口臭时用过氧化氢清洗口腔。溃疡时可涂锡类散。

（七）出疹期不主张用大剂量药物降温，如体温过高，超过 40℃，用小量退热剂。疹期给发表透疹药，可用鲜芫荽煎服。

## 第六节 水痘护理

（一）执行传染病一般护理常规。

（二）呼吸道隔离，至皮疹全部结痂为止。

（三）发热时卧床休息。

（四）发热时应给予清淡和富有营养的流质或半流质饮食，多饮水。

（五）皮肤护理

1. 保持皮肤和手指清洁，剪短指甲，婴幼儿双手用小纱布袋包好，以免抓破疱疹而感染。

2. 衣服及被褥应该质地柔软，经常更换，保持清洁。

3. 疱疹痒时，可在疱疹未溃破处涂炉甘石洗剂。

4. 疱疹破溃者涂 1%龙胆紫，若已破溃感染，一切用物专用，局部用抗生素软膏涂擦。

5. 水痘严重者暂不洗澡或擦澡。

## 第七节 流行性乙型脑炎护理

（一）执行传染科一般护理常规。

（二）按虫媒传染病隔离。

（三）病室应安静、通风。

（四）发热期给清淡富于营养的流质或半流质饮食，昏迷及吞咽障碍者可行鼻饲。恢复期应逐渐增加营养成分的摄入。

（五）重症病人设专人护理，备齐抢救药品、氧气、吸痰器、气管插管等。

（六）严密观察病情，注意体温、脉搏、呼吸、血压、意识状态及瞳孔变化；注意有无惊厥先兆，及时通知医师。

（七）保持口腔清洁。口腔黏膜干燥者，应涂液状石蜡，眼睑不能闭拢时，涂抗生素眼膏，并遮盖湿纱布。

（八）保持皮肤清洁干燥，经常翻身，防褥疮和坠积性肺炎。

（九）高热者每 2 小时测体温一次。凡体温超过 39℃，及时采取降温措施。

（十）惊厥者加用床档。将缠纱布的压舌板或开口器置于病人的牙列之间，防止舌咬伤。注意给氧和吸痰。给予止惊药物，如安定、颅内压增高者按医嘱给脱水剂。

（十一）呼吸衰竭护理

1. 严密观察呼吸衰竭表现，如出现呼吸频率、节律、异常、呼吸暂停等，立即通知医师，给予氧气吸入。

2. 将病人头部偏向一侧或取侧卧位，防止舌根后坠，保持呼吸道通畅，及时吸痰液。

3. 严重呼吸衰竭或呼吸停止者，立即行人工呼吸，并给呼吸兴奋剂，协助医师进行气管插管或气管切开术。

（十二）恢复期应加强功能锻炼，运用针灸、按摩、推拿、理疗，并结合药物治疗，促使病人逐步恢复吞咽、语言及肢体等功能。

## 第八节　细菌性痢疾护理

1. 执行传染病一般护理常规。

2. 执行肠道传染病隔离。注意环境卫生，保持室内无蝇。给病人讲解隔离知识，做到饭前、便后洗手。

3. 急性期卧床休息，高热时绝对卧床。慢性菌痢宜适当休息。

4.急性期给高热易消化流质饮食，忌刺激性食物。

5.观察并记录犬便次数、颜色、性质及量。按时留取大便标本送常规检查及培养。

6.对症护理。高热可用物理降温或给退热剂。腹痛时热敷下腹部或按医嘱给予镇痛药物。保持肛门及其周围皮肤清洁干燥，便后洗净。

7.出院时对病人进行卫生宣教，不吃腐败或不洁饮食，养成饭前、便后洗手的好习惯。

## 第九节 流行性脑脊髓膜炎护理

（一）执行传染病一般护理常规。

（二）按呼吸道传染病隔离。

（三）卧床休息，病室内保持安静，空气新鲜流通，避免强光刺激。

（四）给予高热量、高维生素的流质或半流质饮食，昏迷者应用鼻饲。

（五）急性期病人，经常巡视，严密观察。下列现象提示病情在恶化，应及早发现并通知医师。

1.出现意识障碍或意识障碍迅速加深。

2.躁动不安或频繁呕吐。

3.面色苍白或灰暗。

4.脉搏过速或过缓，与体温高度不成比例。

5.呼吸深慢或节律异常。

6.肢端发凉。

7.淤点、瘀斑继续增多、融合。

8.血压升高或降低。

9.瞳孔形状改变、忽大忽小或两侧不等。

（六）协助医师做腰椎穿刺，穿刺后让病人去枕平卧 4～6 小时，避免搬动。

（七）注意口腔清洁，保持皮肤清洁干燥，剪短指甲，防止瘀斑被抓破感染。

（八）高热时头部冷敷或给退热剂。呕吐时取头低侧卧位。

（九）烦躁或惊厥者，加床挡以防坠床，并按医嘱给予镇静剂，严密观察病情，做好详细记录。

## 第十节　猩红热护理

1. 呼吸道隔离至症状消失。

2. 卧床休息，病情稳定后可自由活动。

3. 给予流质、半流质饮食。

4. 做好皮肤护理。出疹期皮肤有瘙痒感，可涂炉甘石洗剂。疹退后有皮肤脱屑，嘱病人不能用手剥皮屑，应任其自然脱落。

5. 观察病情变化。如高热 40℃以上，伴呕吐、头痛、惊厥、昏迷等症状时，应及时处理。

6. 熟悉药物治疗。青霉素为治疗猩红热的特效药，青霉素过敏者可改用红霉素。

7. 做好急性肾炎、中耳炎、颈部淋巴结炎、中毒性心肌炎、风湿热及风湿性关节炎等并发症的观察。

## 第十一节　百日咳护理

1. 呼吸道隔离。

2. 充分休息，保证足够的睡眠。室内要求空气新鲜。

3. 给富有营养、易消化、无刺激性的饮食。

4. 做好症状护理。

（1）痉咳频繁伴发绀、抽搐时应设专人护理。给氧，取侧卧位。坐起或抱起时轻拍阴部，动作轻柔。夜间因阵咳影响睡眠时，可用镇静剂。

（2）痰液黏稠者做超声雾化吸入。

（3）阵咳后呕吐时，应取侧卧位或坐起，防止呕吐物吸入气管。

5. 并发症的观察及护理

（1）支气管肺炎为婴幼儿常见并发症，常在痉咳期发生。体温升高、痉挛性咳嗽，并有呼吸困难、发绀时，应考虑合并肺炎，实质性肺炎护理常规。

（2）病儿若出现意识障碍、惊厥，为并发百日咳脑炎的表现。

# 第八章 护理人才管理

## 第一节　护理管理者的基本素质及要求

医院的护理管理者，（包括护理部正副主任、科护士长、护士长几个层级的护理管理人员），是医院护理队伍中的“领头羊”。他们的素质和水平直接影响着整个医院的管理水平和护理质量。因此，选拔、培养、使用护理管理人员，做到知人善任，人尽其才，是医院护理管理学中重要的研究课题。

一、基本条件

包括德、识、才、学、体五个方面，其中德是统帅，体是基础，才、学、识是核心。

（一）德：主要是指一个人的政治思想素质，如品德、作风、职业道德等。具体地说，就是要爱党、爱国、爱人民、爱本职工作，有高尚的医德，较强的事业心，忘我劳动，严肃认真，一丝不苟，以救死扶伤、实行革命的人道主义，全心全意为人民服务为宗旨。

（二）识：就是要有远见卓识，深谋远虑的能力，敢于决策的胆略。作为一个优秀护理管理者来说，既有丰富的临床工作经验，又要有统观全局及时发现和处理问题的能力。

（三）才：是指才能。包括技术能力和工作能力，如护理操作、处理疑难病症的能力，科研能力，口头及文字表达能力，组织管理能力，综合分析能力，思维创造能力，应变能力，社交能力等。

（四）学：主要指学问、知识，包括业务理论知识，工作实践知识，政策水平等。

（五）体：主要指身体的素质和强度，其中也包括脑力的素质和强度。身体素质是发挥才能的素质基础。

二、护理管理者的素养

（一）要有政治家的胸怀主要是指心胸开阔，要有度量和智谋，有良好的道德规范，能宽容人、谅解人，不计较小事，能随机应变地处理各种问题。

（二）要有外交家的风度在交际中要落落大方，彬彬有礼，大事讲原则，小事讲风格，不卑不亢，善于同各种人合作共事。仪表风度、端庄礼貌、和蔼温柔，而且要行为规范，作风严谨认真，动作敏捷轻快，说话讲究艺术，处理问题注意效果。

（三）要有强烈的事业心和社会责任感要对自己的工作无比热忱，有浓厚的兴趣和探索精神，并有明确的奋斗目标和具体的措施，以及达到目的的决心和毅力。

（四）要有灵敏的信息观念信息就是管理。护理管理主要善于捕捉信息抓住机遇，靠信息发展提高业务水平。

（五）要有雄厚的基础医学知识和技术操作能力　要精通专业的基础理论知识，有丰富的临床经验和精湛的操作技能，工作中能抓住重点，善于解决工作中的难点。

（六）要有较好口头表达能力和写作水平护理管理者在日常工作中接触的人多面广，碰到的问题和矛盾也比较多，如病人、家属的工作，社会交流，学术探讨，医疗事故差错的处理等，没有很好的语言表达能力和技巧，是不能解决问题的。写作能力则是人才技术结构的重要内容之一。一个护理管理者，没有一定的写作能力，是无法完成科研任务的。

（七）要有相当的组织和协调能力　作为一个优秀的护理管理者，要管理好病房、医院。在任何情况下，必须搞好协调和互助，要善于与各方面协调做好工作，善于团结大多数人，共同合作，利用优势，创造出最佳效果。

## 第二节 护理管理者的使用

一、正确地识别选拔人才

选拔护理管理者的标准和原则，就是通常说的“德才兼备”，只有按照标准和原则去了解、识别人才，全面、系统地考察人才，才能知人善任。了解一个人要历史地全面地看本人各个方面的表现和才识，同时也要听取群众的意见。对一个人评价的一定要客观、公正实事求是，要看大节，看主流，用其所长，切忌主观、片面、求全责备，以偏概全。

二、护理管理者的使用和培养

在使用护理管理者的过程中，千万不要忽视再培养再提高的工作，知识不更新就要老化，人才光使用不培养不提高就会落后。一方面要注意通过实践锻炼和学术活动，不断发现、选拔新的护理管理人才，另一方面要对现有护理管理者通过各种不同形式和渠道，进行培养，不断充实、更新他们的专业知识，提高其管理能力和业务水平。

三、注意护理管理者群体结构的合理组合

1. 在专业结构方面，要把管理型、理论型、操作型的人才合理组配；

2. 在能力结构方面，要把不同知识和能力级别的护理管理人员，按上小下大的金字塔形的结构组合；

3. 在素质结构方面，要把各种不同素质的人作合理组配，使个体素质的不足或缺陷，通过互补作用达到群体素质的完善；

4. 在年龄结构方面，一般应配备经验丰富的老年，年富力强的中年，精力旺盛的青年三部分人才，各个年龄段的人才应分布均衡，中青年护理人才应占绝大多数。一个好的群体结构，可以在人才间产生一种“亲和力”“向心力”和互相促进的作用，使该群体的作用和功能达到最佳宏观效果。

四、解决人力单位、部门所有制的思想，提倡人才合理流动和智力交流由于某些原因，现在有些单位、部门人员派不进、调不出，缺乏生机和活力，不利于工作和科研的发展。应根据需要，使人才适当流动，这可以开阔眼界，互相学习，取长补短，改变科技研究方面的近亲繁殖，发挥杂交优势，推动科学技术的发展。

## 第三节　影响人际关系的因素

社会心理学研究证明，影响人际关系密切程度的因素主要有以下几个方面。

一、距离的远近

地理位置越接近，人与人之间越容易形成密切关系。例如同一楼的邻居，同一病房的护士等比较容易建立密切关系。有研究表明，交往的频率与距离的远近成反比例关系。

二、交往的频率与内容

一般来说，交往频率越高越容易形成较密切的关系。如因工作关系经常接触，就容易建立友谊关系，容易形成共识。

三、态度的相似性

人与人之间若对某种事物有相同或相似的态度，有共同的理想、信念和价值观，就容易产生共鸣，形成密切关系。例如同时进行自学考试的护士会有更多共同语言，容易建立互相帮助的关系。

四、需要的互补性

不仅态度相似的人之间会形成友好关系，而且性格、气质等相反的人之间也会形成友谊关系。如脾气暴躁和脾气随和的人会友好相处；独断专行和优柔寡断的人会成为好朋友；喜欢支配别人与期待别人支配自己者可以相互得到满足；活泼健谈和沉默寡言的人会结成亲密伙伴。双方可取长补短、互相满足需要。

五、个性特点

在群体中，态度和善、性情宽厚、谦和虚心、情感丰富、诚实正直的人易于与人交往，而性格孤僻、自高自大、敏感多疑、感情贫乏者，则难于与人接近。

六、能力与专长

有专业特长、能力很强的人，有较强的吸引力。可使别人对他产生敬佩感，愿意与之接近。

七、仪表

包括容貌、衣着、体态、风度等。仪表在人际间初步交往中显得更为重要，是第一印象作用：随着交往深入，人们将更多地关注内在气质、性格、道德、学识、修养等，仪表的作用会越来越下降。

## 第四节　护理技术管理的意义和内容

一、护理技术管理的意义

护理技术管理是医院管理技术的组成部分，加强技术管理可以充分发挥技术作用，提高技术水平和医疗护理质量。

护理技术管理应以使人的技术和设备一起发挥最大的效能为目标，如管理不善，人不能发挥最大效能，仪器维修管理不好，就会使人和仪器发挥不了作用。加强技术管理常可起到事半功倍的作用。如进行脑外伤抢救基本训练，可缩短抢救时间，提高抢救成功率，达到优质服务。加强护理技术管理，有利于促进各科室之间的协作，现代医学科学分工精细，技术操作不是一个人或一个科室所能单独完成的，如要控制手术感染率，就涉及医师、护士的无菌操作高压灭菌技术，细菌室微生物鉴定，药剂科药物供应的质量，后勤科室的密切配合，卫生员清洁卫生的质量指标等。因此达到一项技术质量指标，要求各科室之间的相互制约和协作，才能保证准确无误，协调一致。

二、护理技术管理

在管理中与有关科室和人员建立技术协定，避免管理中的脱节和混乱；制订各项技术操作质量标准，进行基本功训练，提高技术操作水平和效率，最终达到技术操作常规化，程序化和标准化。掌握技术信息，及时收集信息予以反馈，并能及时应用业务技术信息，护理部随时检查工作如管理不善应提出纠正措施，以减少差错和事故的发生，同时不断总结经验予以推广。

三、业务技术管理内容

1.基础护理技术：如测量T、P、R，血压、灌肠、导尿、口腔护理、褥疮预防、氧气使用等，做到技术标准化、规范化。

2.专科护理技术：如各种穿刺、插管技术、引流技术、输液、输血技术、心肺复苏技术等，做到技术熟练。

3.特殊护理技术操作：如内窥镜、导管技术、各种造影（腹腔造影、脑室造影）心脏起搏、心电监护、胎儿监护、人工肾、脏器移植护理等。

4.护理常规：有症状护理常规如高热、昏迷、休克、呼吸衰竭、瘫痪、心搏骤停、抽搐等；有各种疾病护理常规，如痢疾、伤寒、心力衰竭、肾炎等。

5.重病室、抢救病室、监护室、新生儿室、分娩室、婴儿室、各种专科护理的技术管理等。

6.护理技术的制定实施。

7.抓安全技术管理，达到无差错、无事故、无交叉感染。

总之，要求护理人员能熟练地掌握自身业务工作中的常规技术，掌握本专业领域内基本理论、基本知识、基本技能，明确各项工作质量要求。

四、基础护理技术的管理方法

1.护理部要十分重视基础护理技术的管理，注意基础护理理论与临床实践的有机结合，不断学习新理论、新知识，巩固、充实、改进基础护理技术的操作规程。

2. 结合护理队伍中的技术情况，明确训练目标，制订基础训练的计划和监控措施。从提高个体技术素质入手，达到护理队伍整体技术素质的提高。护理队伍中的年资、学历、技术水平、知识结构不同，护理部要针对这种情况，统一准备新出版的基础护理学课本，人手一册，组织学习、训练和考核，在此基础上，制订下达基础护理技术标准，护士长组织学习、训练、人人学标准护理技术，苦练标准技术操作，逐人逐项进行考核。护理部组织验收考核，成绩记入档案，不合格者重新训练，直至考核合格，激发广大护士苦练基本功的自觉性。

3. 健全考核制度、严格考核标准，技术考核工作要在临床护理实践中进行，以保证考核的严肃性和真实性，取得实际效果。

4. 护理部在深入研究实施标准化基础护理技术操作的基础上，可编印成册，制成录像带，成为对护士“三基”训练的形象直观教材，有利于基础护理标准化、规范化。

5. 在深入进行基本功训练的基础上，注意引导基础护理技术的科研工作，培养选拔尖子人才，增加护理队伍中的竞争机制。

五、鼓励新业务、新技术开展的管理方法

1. 护理部应组织护理技术管理领导小组，由科护士长和有一定理论水平的护士长、护师或护士参加。

2. 建立资料情报组。结合医院开展的新业务、新技术收集有关护理资料，以了解国内外医疗护理技术的进展。

3. 各科的科研、技术革新和计划开展的新业务、新技术项目，须经护理部呈报全院学术委员会批准。

4. 对研究或革新成功的护理技术及护理操作工具必须经护理技术管理小组和院内有关部门鉴定后方可推广应用。

5. 在开展新业务、新技术过程中，通过反复实践，不断总结经验，逐渐掌握规律并改进操作方法，制订出管理制度、操作规程或护理常规。

6. 新仪器设备的管理：新仪器、设备应由熟练掌握仪器性能和操作方法的专业人员负责管理使用，并建立仪器档案和保管制度，定期检查维修，充分发挥仪器效能，以延长仪器的寿命。

六、对配合医疗开展的新业务、新技术的管理

1. 护理部组织的护理技术管理领导小组，应通过理论学习、参观、动物实验等方式进行专业技术培训，以便掌握和应用该项技术。

2. 各有关科室的科护士长及护士长直接参加新业务、新技术的开展工作，并应掌握其理论知识、操作规程及要求，抓住主要环节，与专业小组共同讨论明确分工，分别制订详细的工作计划、护理方案、操作程序、人员安排、环境布置及物资、设备的添置等。

3. 各班护理人员要严格执行护理计划及操作规程并做出详细护理记录，护理部及科护士长要经常深入实际，了解情况，协助病房护士长督促指导，并经常分析研究找出可能影响质量的潜在因素，及时作出决策，进行详细调度并修改护理方案。

显微外科的护理业务管理：

显微外科技术应用于断指再植、游离足趾、移植再造拇指，血管吻合、皮瓣、肌肉、腓骨、网膜、肠段移植，颅内外血管吻合和神经束膜缝合等。目前显微外科技术应用范围已经扩大，包括小血管、小淋巴管、小神经、小管道及小气管等的修复或移植。近年来，我国显微外科发展迅速，不少项目已达到世界先进水平，为了不断提高技术，必须做好护理管理。

（一）组织培训医护专业人员

显微外科的特点是：手工精细，组织损伤小、手术难度大。如要获得良好的效果，就必须培训专业医护人员，其中护理配合十分重要。

（二）精密仪器的准备和管理

主要是手术显微镜（放大镜）、显微外科器械和针线。目前较先进的手术显微镜附有脚踏变倍和调焦装置，通常放大 6～13 倍，具有视物清晰，焦距适中等优点。

望远镜或放大镜可放大 2～6 倍，但戴用时稍有移动会使视像模糊。单镜能放大 2~3 倍，视野广但焦距远，适用于缝合焦距在 1.5mm 以上的血管。手术显微镜和放大镜各有优缺点，最好用放大镜做一般操作，在缝合血管时用手术显微镜，以节约时间，手术器械要求小型、纤细、轻巧、结构简单、使用方便、不反光和无磁性。常用的有镊子、血管夹、靠拢器、持针器、精密的刀剪等。缝合小血管所用的针线质量与血管畅通率密切相关，缝线中以单股尼龙线的反映最轻，缝合直径为 1.5～2mm 的血管或神经束可用 9~10 各“0”号线，1.5mm。以下的血管可用 11 各“0”号线。

（三）病室的要求与管理

病人术后最好住在监护病室 4～7 天，手术结束前病室要进行严密的消毒和保持卫生，夏天室温保持在 21～25℃，冬天在 25~29℃。保持室温极为重要，因寒冷刺激可引起血管痉挛，血管长时间痉挛会造成血栓而致手术失败，保持室温可用电暖炉或空调机、室温不足时，局部可用烤灯保温。

病室要安静、舒适、控制陪人与探视，因精神紧张亦可导致四肢末梢血管痉挛，妨碍组织器官移植后的血液循环，影响手术效果。

（四）护理技术管理

1. 术前应做好病人的思想工作、使病人与医护人员配合，并做好术前皮肤的准备。

2.手术后各部位的体位：手术原则上要求手术区略高于心脏水平，这既不影响动脉充盈，有利于静脉回流，是减少移植物水肿的措施，四肢手术后体位多用枕头垫高患肢10～15cm，下肢手术在垫高的同时膝关节要稍屈，以防下肢过度伸展而疲劳不适。

大网膜游离移植头部，或肠段游离移植再造食道，手术后一般采用低半卧位，以减轻移植器官组织的水肿和胸腹腔渗出液的排出。术后患者如用石膏固定，应按石膏护理常规执行。

3.密切观察移植部分的血循环

（1）定时测量皮肤温度。体表移植物在移植前后1～3天内要每小时测量移植部位的表面温度，并和健侧对比做好记录，皮瓣式足趾移植术一般在1～3天内要每小时测量移植部位的表面温度，并和健侧对比做好记录，皮瓣式足趾移植术一般在4～6小时后其温度接近健侧或高于健侧1℃左右，亦有在术后2～3天内，移植部位比健侧温度稍低，以后逐渐升至和健侧相等，如移植部位温度低于健侧1.5～2.5℃以上，是局部血流不良的表现，要及时向医师反映病情，测皮肤温度最好使用半导体测量计。

（2）观察皮肤的颜色及毛细血管反应：体表移植部位的皮肤呈淡红色是供血良好的表现。如呈紫红色，可能由于静脉回流欠佳，如不继续发展，一般能自行恢复。严重发绀、毛细血管充盈反应十分缓慢，是静脉回流严重障碍的表现。反之，移植部位的皮肤或足趾呈苍白或暗灰色，是动脉供血不足的表现。检查毛细血管反应的方法：以玻璃棒一端按压移植的皮肤呈苍白色，移去玻璃棒，皮肤即有苍白转为红润，毛细血管充盈时间为1～2s，如术后早期充盈时间延长到5s以上，是血运障碍的标志。如没有毛细血管反应，则是血运中断的征象，也可用超声血流仪测定血流情况。

肠段移植的患者因不能用以上方法观察，故要特别注意创口的引流。如在三天内创口引流出许多暗红色或臭的液体，则是血运障碍的危险征象，如无引流物，三天内可拔除引流条。

对甲状旁腺和卵巢等异体器官移植病人，可用超声血流仪测量血流情况。

（3）术后疼痛亦可引起血管痉挛，故上肢术后应保留术中使用的持续臂丛麻醉插管，下肢保留持续硬膜外麻醉插管 2～3 天，定期注射止痛等药物、保留这类插管时在护理上要严格执行无菌操作，进行严密消毒，以免发生感染。

（4）特别药物的应用

常用的扩张血管或抗凝的药物有低分子葡萄糖酐、阿司匹林、潘生丁、妥拉苏林、地巴唑、肝素、双香豆素等。尽可能不用或少用，可引起血管收缩或对血管刺激性较大的药物、如注射肾上腺素及静脉注射四环素、红霉素等。

## 第五节　建立和谐的人际关系

一、人际关系的概念

人际关系（Interpersonal relationship）是指人与人之间的相互关系。每一个生活在社会中的人都要和其他人发生各种各样的相互关系，这种关系就是人际关系。

人际关系的建立和维持是在人与人之间的交流中实现的。一个人不能脱离群体而单独生存。在群体中，个体与他人从事互动行为，不断通过语言、思想、观点、动作、表情、感情等相互影响，从而建立相应的人与人之间的关系。

群体人际关系是社会关系、生产关系、经济关系的具体体现。而人的社会关系、生产关系和经济关系是通过心理关系这一中介因素对个人发生作用，并制约人际关系的心理距离，制约相互之间的合作和竞争关系。心理因素包含交往中的认知、情感、意向行为三种成分。如果交往双方的心理都能得到满足，人们将发生和保持一种亲近的人际关系。

人际关系的建立和密切程度受到各种因素的影响，是有一定规律的。研究人际交流规律，可以从分析及修正自己的人际交流模式入手，提高个人社交能力；管理者在护理群体中，测量人际关系现状，在纷繁复杂的情景中，自觉地形成和改善人际关系，促使护理群体中的人际关系协调、平衡的发展。

护理工作与人际关系是研究护士在病人及其家属中、护士中、医护中、护士与上级领导之间的人际关系，以及护士群体与其他群体在社会交往中的关系等。护理工作中建立和谐的人际关系，则有利于护理工作的顺利进行，有利于提高护理质量，有利于病人获得身心两方面的最佳护理。

二、人际关系的重要性

（一）建立和谐的人际关系是人的基本需要

人不仅有衣、食、住、行等基本生理需要，还有情感上、社交上的心理需要。人们加入群体的原因之一即为社会交往，人际关系的和谐与平衡可以满足人的基本需要。例如护理人员均希望有一个和谐、平衡的人际环境。（关于人际需求的具体类型及反应特点的研究见本节第四个问题）

（二）人际关系对人的信念和行为的影响

在交往中，人们通过语言、思想、观点、感情来相互影响。不仅影响心理状态，而且影响行为，进而影响社会实际效果。对人群产生的积极或消极影响主要表现在以下方面。

1. 人际关系影响群体内聚力和工作效率

内聚力是群体工作效率得以发挥的前提，而良好的人际关系则是群体内聚力的基础。一个单位的人际关系优劣，直接影响职 T 的工作积极性和工作效率。如群体人际关系良好，成员之间感情融洽，内聚力增强。反之，如人际关系差，关系紧张，则会削弱群体内聚力，降低工作效率。

2. 人际关系影响职工的身心健康

人际关系紧张可能导致身心疾病，如神经衰弱、高血压、偏头痛和溃疡病等。著名医学心理学家丁瓒教授曾指出：人类的心理适应，最主要的就是对人际关系的适应。人类的心理病态，主要是由于人际关系的失调而来。

3. 人际关系影响职工的自我发展和自我完善

人在社会中生存。个体自我发展过程，既受外部自然环境的影响.又受人与人之间相互交往的影响。马克思有句名言：“人的发展取决于直接和间接进行交往的其他一切人的发展。”管理心理学的研究表明，良好的人际关系，可以鼓励职工相互促进，增强职工之间相互模仿和竞争的动机，加速自我发展和自我完善。如护理群体中自学成才的护士，会促使青年

护士中形成积极进取、互帮互学的良好风气。

三、人际需求及反应特点

心理学家修兹（W·C·Schutz）经过大量调查，认为每一个人的人际关系需求不尽相同，并且都有自己独特的反应倾向。由于受到生长环境的影响，人们人际关系需求及表现形式，可分为参与的需求、控制的需求、感情的需求三类；并且存在主动表现型和期待别人行动（或称被动表现）型不同情况。

1. 参与的需求

人有希望与他人来往、结交、建立并维持和谐关系的欲望。基于此动机而产生的待人行为的特征是：交往、沟通、融洽、参与、出席等。如与此动机相反，人际反应的特点是：孤立、退缩、疏远、排斥、忽视等。

2. 控制的需求

在权利上有与他人建立并维持良好关系的欲望。其行为特征是：运用权力、权威、影响、控制、支配、领导他人等。如与此动机相反，人际反应特点为：抗拒权威、忽视秩序、受人支配、追随他人等。

3.感情的需求

在感情上有与他人建立并维持良好关系的欲望。其行为特征是：喜爱、亲密、同情、友善、热心、照顾等。与此相反的人际反应特征是：憎恨、厌恶、冷淡等。

修兹又将行为的表现分为主动地表现型和被动地期待别人的行动型。由此划分出六种“基本人际关系反应倾向”，见表8-1。

**表8-1 基本人际关系反应倾向**

| 需要类型 | 主动型 | 被动型 |
| --- | --- | --- |
| 参与需要 | 主动与他人来往 | 期待别人接纳自己 |
| 控制需要 | 支配他人 | 期待别人引导自己 |
| 感情需要 | 对他人表示亲密 | 期待别人对自己表示亲密 |

一个参与动机很强，而又行为主动者，一定是一个外向、喜欢与人交往、积极参与各种社会活动的人。如果他的感情动机也很强，则不但喜欢与别人相处，同时亦关心别人、爱护别人。这种人在人际关系上易与别人相处，且受到欢迎。

不同人际关系反应形式，都是个体用以达到满足需要的一种手段。

人际关系有多种分类方法，其中按公私分类是组织中基本的分类方法。

四、公务关系

即工作关系，是由组织结构规定的正式关系，包括领导与被领导、成员之间的分工协作关系等，是管理系统中的职务关系。例如护理部主任与各科、室护士长的关系，护士长与护士的关系。

五、私人关系

私人关系存在于成员与成员之间，也存在于与领导者之间。在管理系统中，一般没有脱离私人关系的纯公务关系，私人关系会对公务关系发生影响。例如护士长向护士布置任务，若私人关系融洽，护士会心情舒畅地认真完成；若关系紧张，护士会拖延执行任务或借口拒绝执行。

六、按个人与不同对象之间的关系分类

（一）护理工作者与病人的关系

护理与病人的人际关系是双方人际关系，但护士处于主导地位。从总体来说，护患关系是互相协调的、和谐的、健康的，广大护理人员救死扶伤为人民的健康所做的贡献是有目共睹的，故人们称护士为“白衣天使”这是对护士的最好评价。护士的服务对象是受疾病折磨的病人，因病人的年龄，职业、信仰、生活习惯的不同，所患疾病种类繁多，病情各异，如护士在服务中语言温和、态度和蔼，对病人温暖热情可使病人产生良好的心理效应和处于最佳心理状态，而能自觉遵守院规，尊重医护人员，主动配合治疗与护理，双方关系良好。但也可因双方对事物认识不同、要求不同、理解不同，发生社会心理冲突而出现紧张关系。常见原因：护士方面，不能热心为病人服务，不愿接近病人，有的护士语言简单，表情淡漠，使病人害怕；有的护士因护理技术不熟练，观察病情不仔细，护理不周到，影响治疗效果而给护患关系带来阴影。病人方面，大多数病人对护理工作者能采取合作态度，护患关系和谐融洽。但也有少数病人求医心切，要求医护人员尽善尽美，达不到自己要求时不满意、发牢骚；有的对医院生活不习惯，往往提出一些不合理要求而造成意见分歧，有的病人因病魔缠身而有心理上精神上的变态发生易怒、固执、焦虑、挑剔，产生护患关系上的隔阂；也有个别病人文化修养差，对护士出言不逊，甚至制造矛盾，使护患关系紧张。以上情况虽属少数，但护士居主导地位，应心胸宽广、理解患者，耐心进行劝导，绝不能与病人发生口角，避免与病人的人际关系紧张。

（二）护士与医师的关系

1. 医护双方是不可分割的有机整体，又是共同与疾病作斗争的集体，二者工作目标是一致的。医护同是医学体系，但对专业来说，又是不同的学科，有各自的独立体系，有各自的分工，但在工作中要求紧密合作。病人从入院到出院无论诊断、治疗、护理到康复的全过程无一不是医护密切合作完成的。如临床工作中只有技术高超的医师没有精湛的护理，病人则是难以康复。所以，护理工作是医疗工作的终端环节。医护之间的关系是相互依存、相互制约的。任何一个环节均需要相互配合、相互协作，为此医护双方应相互尊重和信任，相互谅解和支持。当病人向护士询问病情时，回答的内容与医师口径一致，避免回答问题不当而引起病人的疑虑。

2. 在病房管理中要注意护士长和科主任的密切配合，要带头搞好医护关系，对医师与护士同等对待不偏一方，护士长要求护士要主动配合医师；科主任要求医师要主动与护士加强联系。才能开展好各项工作，从而更好地完成医疗教学和科研任务。

（三）护际关系

护际关系即指护理工作中，班组与班组护士之间、科室与科室护士之间的相互关系。为了全面地完成护理任务，达到优质服务，不仅护士本身要做好自己的工作，还应处理好护士之间的人际关系。首先要有病人第一的思想，要做到抢救危重病人时，既服从工作需要，不计较个人得失，主动团结协作，又能服从上级的随机调度。当发现别人在工作中有疏忽遗漏，应以病人利益为重，迅速补救避免造成损失。做到工作中既有明确的分工制度，又能团结协作。护士青老之间则要求青年护士尊重老护士，老护士爱护和培养新护士，使护士之间形成互敬互爱、相互学习、相互帮助的良好风气，工作中成为一个战斗的集体。

（四）护士与医技科室人员的关系

护士与医技科室人员之间接触频繁关系密切，为使病人得到正确的诊断和及时的治疗，护士必须了解对方工作特点、规章制度和要求，切实遵守，积极配合以提高服务质量和工作效率。当工作中遇到矛盾，存在不同意见时，应本着实事求是的态度做到主动协商，寻求解决方法，不能互相推诿，不能打乱对方的工作程序。只要互相尊重，以诚相待，就能解决问题，处理好相互之间的关系。

（五）护士与后勤部门的关系

后勤部门具有很强的服务性，专业化技术部门，工作范围涉及全院各个科室，如病人的衣食住行，水电气暖的供应都直接影响到病人的治疗和护理。护理工作与后勤工作关系密切。护士人员均应尊重后勤人员的劳动，了解后勤科室特点，加强团结，相互配合。如彼此关系正常，办事就会顺利，问题就容易解决，就能全面完成医疗护理教学和科研等各项任务。

（六）护理人员上、下级之间的关系

主要指护士与护士长，护士与护生之间的关系，上下级之间地位不同、工作职责不同，所以要求也不同。上级分配下级工作这是职能，下级按上级布置的工作去做则是应尽的职责，为了共同完成工作任务，没有高低贵贱之分。在人格、政治地位、社会地位上也都是平等的，所以，上级的态度应和蔼可亲平易近人，不要在下级面前摆架子、耍威风、上级分配给下级工作要给予信任，以赢得下级的支持。

上级与下级人员的交往中，当遇到下级人员有不满情绪和思想抵触时，作为上级应主动、应克制，应宽容，能容忍下级的失礼和冒犯，切忌遇到问题时火冒三丈或恶语伤人寸步不让，要做到宽大为怀，平心静气地说服，使矛盾趋向缓和，最终能达到对方的理解和支持。上级要宽严并用，该宽则宽，该严则严。遇到原则问题时则应掌握好态度据理力争，决不可模棱两可。

另外，上级对下级必须遵守诺言，言而有信。切忌空许诺言。只有上级守信，才能取得下级的拥护和支持，才能搞好与下级之间的人际关系。

## 第六节　护理人员岗前培训制度

一、每年新分配的大、中专毕业生及医院聘用护理人员须参加医院组织的岗前培训，时间为1周。

二、对调入医院的护士，由护理部组织培训。

三、培训结束后进行考核，成绩合格者方可上岗，考核成绩记入个人技术档案。

四、培训内容

1.进行医德医风、职业道德教育，牢固树立专业思想，全心全意为患者服务。

2.介绍医院现状及发展规划、护理发展前景，使之达到人人有理想，有抱负，愿为医院无私奉献一生。

3.介绍医院规章制度和各级各类护理人员职责，做到有章可循，有责可依。

4.进行操作规程培训，采用看录像，集中具体培训考核。

5.院内感染知识。

6.计划生育知识的宣传教育。

五、对新上岗的护士长也要进行岗前培训，培训内容按护士长的管理标准进行。

六、岗前教育期间要进行讨论、学习，并考试考核，以保证培训效果。

# 第七节　护理人员继续教育

护理人员的培训与继续教育是护理管理的重要内容，也是护理管理者培养人才的有效途径。

一、护理人员在职教育的目的及功能

（一）护理人员继续教育目的

1. 帮助护理人员适应组织内外环境的变化、满足市场人才竞争和护士自身发展的需要、提高部门组织效率、建立医院组织文化。

2. 通过培训使护士在知识、技能、能力和态度四个方面得到提高，保证护理人员有能力按照工作岗位要求的标准完成所承担或将要承担的工作和任务。

3. 护理人员在职教育还是医院创造护士群体智力资本的重要途径，培训可以使护理人员具有不断学习的能力，学会在工作环境中知识共享，并运用所掌握的知识和技能优化护理服务过程。

4. 通过培训，使护理人员在工作数量上和工作质量上得以提高；使护理服务工作得到不断改善；使服务成本消耗不断降低。

（二）护理人员继续教育的功能

1. 帮助护理人员掌握工作所需要的基本方法，帮助护理人员了解组织和护理工作的宗旨、价值观和发展目标。

2. 改善护理人员的工作态度，强化护理人员的职业素质，提高护理人员的工作效率。

3. 协助护理人员结合个人特点制定职业生涯发展规划，使护理人员在完成组织任务的同时个人素质不断提高，个人潜能得到最大限度发展。

4. 提高和增进护理人员对组织的认同感和归属感。

二、护理人员培训的原则

（一）按需施教、学用一致原则

护理人员培训要从护理人员的知识结构、能力结构、年龄情况和岗位的实际需要出发，注重将培训结果向生产力转化的实际效果。培训结果要能够促进组织、部门和护理人员的竞争优势的发挥和保持，使人员的职业素质和工作效率得到不断的提高。

（二）与组织战略发展相适应原则

护理人员培训首先要从组织的发展战略出发，结合医疗组织和部门的发展目标进行培训内容、培训模式、培训对象、培训规模、培训时间等综合方案的设计，以保证培训为组织发展服务、培训促进组织战略目标实现的目的。

（三）综合素质与专业素质培训相结合原则

护理人员培训除了要注意与护理岗位职责衔接，提高护理人员专业素质外，还应包括组织文化建设的内容，使护理人员从工作态度、文化知识、理想、信念、价值观、人生观等方面符合组织文化要求。帮助护理人员在提高职业素质的同时，完成在组织中的社会化过程。

（四）重点培训和一般培训相结合原则

医院的培训需要投入成本，因此，同时对医院护理工作的开展影响力大的护理技术骨干力量，特别是护理管理人员进行培训。管理者在制定培训计划时对不同职称、不同学历的护理人员都需要培训，以提高护理人员整体素质。

（五）长期性与急用性相结合的原则

科学技术发展的日新月异要求组织对人员的培训必须坚持长期性原则。

三、护理人员培训程序

护理人员培训程序分为确认培训需求、制定和实施培训计划、培训效率评价三个主要阶段。

（一）制定培训计划

在确认培训需求的基础上，培训者要根据目标制定出有针对性的培训计划。

培训计划应包括培训的组织管理人员、受训对象、培训内容和方式、培训师资、执行培训的具体时间地点、培训资料选择、培训考核方式、培训费用预算等内容。

（二）制定和实施培训计划

培训实施就是落实培训计划，并在执行过程中根据实际情况进行必要调整。护理人员培训面临的最重要的任务是确保受训护理人员能够把学到的知识和技能应用于护理工作中，解决实际问题，提高工作效率。因此，在执行培训计划时要注重实现预期的培训效果。对不同的护理人员进行同样内容的培训，要求培训者采用综合培训的方法实现培训目标。如课堂培训、自学、角色扮演、经验交流、培训者指导、案例学习等，通过多种形式获得期望效果。

在培训过程中，不仅要给护理人员充分的时间讨论如何运用新知识和技能，还要留有时间让他们做有针对性的练习，以保证学以致用。另一个保证因素是护理主管人员的参与，他们必须了解培训的内容和要求，以保证在培训前后给予护理人员必要的支持和帮助。

（三）培训评价

培训评价是保证培训有效性的重要环节，主要包括培训过程监控、培训环节和培训效果评价、培训投入成本与培训产出的效益评价。培训评价以培训目标为依据，并尽量采用一些可衡量的指标或行为改变来进行评价。评估培训效果，常用的方法有：

1. 用书面评估表来评价课堂理论培训效果，这种评估能够通过对受培训人员的态度、认知、行为等方面信息的了解，提供有关培训内容、方法及效果的反馈意见，但对新技能和新知识在实际工作中的应用程度评估意义不大。对技能培训的效果评价可在培训 2～3 个月后在实际工作环节中针对受训人员的行为进行追踪评估。

2.以讨论的形式让护理人员自己讲述学习收获和对培训的合理化建议。

3.学习后测验。

4.观察受训护理人员的工作情况以及在实际工作中使用新知识和技能的情况。

5.比较护理人员培训前后的工作表现，了解护士在工作中发生什么样的变化；培训后护士能掌握的专业技术等。

识别培训带来的一些可测量变化包括新技术新业务开展率、操作合格率、差错减少率、病人满意率、成本消耗下降率等。培训目标越具体，测量培训效果就越具有操作性。

四、护理人员培训教育形式和方法

（一）培训形式

1.脱产培训　脱产培训是一种较正规的培训方式，是根据医院护理工作的实际需要选派不同层次有培养前途的护理骨干，集中时间离开工作岗位，到专门的学校、研究机构或其他培训机构进行学习或接受教育。这种培训在理论知识方面学习的比重较大，培训内容有一定深度，并较系统，因此对提高管理人员和专业技术骨干的素质和专业能力具有积极影响，从长远观点看，对医院有利。但培训成本较高，在培训人员数量上也受到一定限制。

2.在职培训　护士在职培训是指在日常护理工作环境中一边工作一边接受指导、教育　的学习过程。在职培训可以是正式的，也可以是非正式的。

此外，护士工作岗位轮转也是在职培训的主要方式。通过岗位轮转，使护理人员在工作　经历方面积累更多的临床护理经验，拓宽专业知识和技能，增强解决临床护理问题的能力，　使其胜任多方面的工作，并为今后的职业发展打下良好的专业基础。也为在组织内形成护　理人才的合理流动，更加有效地安排护理人力资源创造了条件。

3. 岗前培训 岗前培训又称定位（耐 entation）教育，是使新员工熟悉组织、适应环境和 岗位的过程。也就是对护理专业毕业生（中专、专科、本科）上岗前的基本培训，可使新护士 尽快熟悉工作环境、要求和内容，以适应护士角色，安全、独立地进行护理工作。

4. 授予学分可按照《继续医学教育学分授予试行办法》执行，在此不再赘述。

（二）培训方法

护理人员培训方法多种多样，培训人员应根据医院的自身条件、培训对象特点、培训要 求等因素进行选择。常用的培训方法：

1. 讲授法 是一种以教师讲解为主，学习对象接收为辅的传统知识传授方法。这种方法的优点是有利于受训人员较系统地接受新知识，利于教学人员控制学习进度，通过教学人员的讲解可帮助学员理解有一定难度的内容，可同时对数量较多的人员进行培训。这种方法的局限性是讲授的内容具有强制性，受训人员不能自主选择学习内容；学习效果容易受教师讲授水平的影响，没有反馈，受训人员之间不能讨论等。

2. 演示法 是借助实物和教具通过实际示范，使受训者了解某种工作是如何完成的一种教学方法，如六步洗手法演示、胰岛素注射程序演示、监护仪的使用演示等。演示法的主要优点有：感官性强，能激发学习者的学习兴趣；有利于加深对学习内容的理解，效果明显。局限；适应范围有限，准备工作较费时。

3. 讨论法 是一种通过受训人员之间的讨论来加深学员对知识的理解、掌握和应用，并能解决疑难问题的培训方法。优点：参与性强，受训者能够提出问题，表达个人感受和意见；集思广益，受训者之间能取长补短，利于知识和经验交流；促使受训者积极思维，利于能力锻炼和培养。局限：讨论题目的选择和受训者自身的水平将直接影响培训效果，不利于学员系统掌握知识，有时讨论场面不能很好控制。

4.视听和多媒体教学法　角色扮演、案例学习等教学方法均可选择性地运用于护理人员的培训教育。计算机网络技术的发展、远程教育手段等新教育技术为护理人员的培训提高提供了更加广阔的前景。

# 第九章 护理人员的岗位职责

## 第一节 护理部主任及干事岗位职责

一、在院长领导下负责全面护理工作，围绕医院宗旨，提出护理工作目标，制定护理工作计划并组织实施。

二、制定、完善各项规章制度及质量考核标准等，进一步完善各级护理人员岗位职责和行为规范，负责监督检查落实情况。

三、合理配置护理人员，建立健全高效的护理组织系统。

四、提供以人为本的全程优质服务，不断总结护理改革经验，完善医院护理服务体系，拓宽服务内容。

五、加强护理人员的职业道德教育、在职继续教育，不断更新质量观念和服务理念。

六、负责护理人员的培训、考核及合理调配，有计划地培养不同层次的护理人才。

七、与各部门建立通畅的沟通网络，建立良好的人际关系。

八、定期对护理质量进行分析评价，加强质量关键环节控制，持续改进护理质量。

九、不断完善各项护理文件的记录，力求准确、省力和高效。

十、组织申报护理科研课题，开展新技术新项目。

十一、负责护理进修人员、护生的培训、带教工作。

十二、不断寻求自身在专业上的持续发展，加强内涵建设，提高专业水平。

十三、在护理部主任领导下，做好办公室的日常工作。

十四、负责接待医院内外来访人员，做好记录，及时汇报。

十五、做好各种文件、信件的登记收发传阅工作。

十六、及时完成各种护理资料的收集、分类、登记、保管、存档工作，向主任提供各种信息及统计数据。

十七、负责护理部各类档案的保管工作，定期检查完善。

十八、办理来院进修护理人员的各种手续。

十九、负责公章的保管和使用。

二十、接受并完成主任交办的各项任务。

## 第二节　各科室护士长岗位职责

一、科护士长岗位职责

1. 在护理部主任领导和科主任的业务指导下，根据护理部制定的工作计划及护理质量标准，结合专业特点，制定本科护理工作计划，并组织落实、实施。

2. 负责护士素质、法律知识、业务水平的培训和提高，督促、检查、指导患者护理措施的落实，为患者提供连续的高质量护理服务。

3. 每年制定本科护理科研计划，并负责落实。

4. 进行护理质量检查和评定，不断完善考核体系，持续改进护理质量。

5. 与相关部门保持良好的协作关系。参加科主任查房，了解医护配合、护理工作存在问题及落实情况，加强医护信息的沟通。

6. 不断寻求自身专业上的进一步发展，对新开展的护理技术操作要亲自参加实践并指导。

7. 积极组织、参与院内外的各种专业活动。

8. 有应急任务时，负责本科护士的临时调配。

9. 指导全科开展以人为本的护理服务。

二、 病房护士长岗位职责

1. 在科护士长和科主任领导下，制定本科室的护理工作计划并组织实施。

2. 合理配置护理人力资源，科学、合理地安排护士班次，以最大限度适应患者的需求。

3. 检查督促护理人员严格执行各项规章制度和护理技术操作规程，检查护理人员医嘱执行、落实情况，随时抽查环节质量。

4. 负责对本病房护理人员的素质、职业道德及工作质量的培训、检查、监督，对护士进行以人为本的护理理念教育。

5. 参加科主任查房，掌握患者的病情、心理及社会需求并尽量满足。

6. 参加并指导抢救、大手术及重症患者的各项护理工作。

7. 每月组织本病房护理业务查房，积极开展护理新技术、新业务及护理科研工作。

8. 有计划地组织对护理人员进行护理技术操作、理论培训和考核工作。

9. 负责对进修、实习护士的管理，定期进行评估、总结，及时反馈信息。

10. 定期召开工休座谈会，经常征求医护人员、患者和家属对护理工作的意见，制定改进措施，不断提高护理质量。

三、门诊护士长岗位职责

1. 在护理部、门诊部主任及科护士长的领导下，负责门诊的护理工作；制定、落实护理工作计划。

2. 对本科室护士进行规章制度、技术操作、岗位职责、就诊指导、分诊、诊后预约等工作的培训、指导、考核和监督工作。

3. 定期布置、更换健康教育宣传栏，多种渠道向患者进行健康教育。

4. 按要求做好各项消毒隔离工作，有计划、按要求进行各项细菌培养，及时监测灭菌效果。

5. 认真执行护理查对和交接班制度，严防差错、事故发生。

6. 负责本科护理科研计划的制定、落实。

7. 注重对护理人员进行心理素质、心理学知识的培训，提高护理人员与患者交流、沟通的能力。

8. 严格对护理进修人员的管理，制定具体带教计划，并认真落实。

四、手术室护士长岗位职责

1. 在科主任、科护士长领导下，负责手术室全面护理工作。

2. 根据手术任务和护理人员情况协调安排各科手术，进行科学分工，必要时进行具体指导或亲自参加手术。

3. 参加重大手术术前、疑难病例和死亡病例讨论，组织疑难危重手术抢救护理工作。

4. 督促各级护理人员认真执行护理规章制度和技术操作规程，严格查对和交接班制度，随时发现问题并及时处理，防止差错事故的发生。

5. 负责手术室各类物资的领取、保管、检查和维修；定期检查急救物品、贵重器械、仪器管理情况，如有损坏或遗失，应查明原因，并提出处理意见。

6. 负责检查院内感染控制工作执行情况，按规定做好手术室无菌监测。

7. 负责各级护理人员的继续教育和培训，经常组织业务学习，定期组织考核，不断提高专科护理人员的业务素质及临床教学质量。

8. 定期召开医护人员会议；经常征求各科室意见和要求，不断改进工作。

9. 负责新开展手术的配合准备并组织实施，了解国内外手术医学护理发展动态，积极引进新业务新技术。

10. 负责指导进修、实习护士，接待安排参观事宜。

五、供应室护士长岗位职责

1. 在科护士长领导下，负责供应室全面护理工作。

2. 督促护理人员认真学习、执行各项规章制度和技术操作规程，严防差错事故。

3.定期检查高压灭菌器的效能和各种消毒液的浓度，经常检查器材和敷料的消毒效果，发现异常，立即上报检修。

4.做好一次性物品的毁形处理。

5.负责督促护理人员完成敷料、器材、一次性物品的请领、保管、发放工作。

6.组织所属人员深入临床科室，实行下收下送。

7.经常征求各科室意见，不断改进护理工作。

8.组织开展技术革新，不断提高工作效率。

六、分娩室护士长岗位职责

1.在科主任、科护士长领导下，负责分娩室全面工作。

2.不断学习新经验、新方法，经常征求各方面意见，不断改进工作。

3.定期安排业务学习，不断提高理论知识和技术操作水平。

4.经常检查各种器材及物品，及时维修补充，保持随时处于备用状态。

5.严格执行消毒隔离制度，监测消毒灭菌效果。

6.做好带教工作，及时了解实习护生对教学的意见。

7.经常检查各班工作质量，严格核对医嘱及登记，防止差错事故的发生。

七、C C U 护士长岗位职责

1.在科主任和科护士长领导下，负责 CCU 的护理工作。

2.制定本科室护理工作计划并组织实施。

3.指导护理技术操作，组织并参加危重患者的抢救工作。

4.监督护理人员严格执行各项规章制度，加强责任心，团结协作，严防差错事故发生。

5.参加科主任查房、病例讨论及会诊，掌握护理工作重点。

6. 负责对各级护理人员进行专业理论、技术操作的培训、考试考核。

7. 定期检查医疗仪器、各种设备的性能状况，保证随时处于备用状态。

八、急诊科护士长岗位职责

1. 在科主任和科护士长领导下，负责急诊科护理工作。根据护理部工作计划，制定本科室具体工作计划，并组织实施。

2. 督促护理人员认真执行各项规章制度和技术操作规程，组织参与各种危重病人的抢救，解决技术难题。

3. 制定各种突发事件的应急预案，各种危重症的抢救程序，并组织实施。

4. 有计划地组织全科护理人员进行急救技术和急救知识的培训和考核工作。

5. 每日组织晨会交班，听取夜班护士汇报夜间抢救工作情况，并跟随交接班。

6. 督促护士，保障急救药品、物品齐全，各抢救仪器性能良好，处于备用状态。

7. 负责对进修护理人员的管理，制定具体、系统的带教计划，对其定期进行评估，反馈信息。

8. 督促护士、护理员、卫生员保持室内外清洁、整齐，做好消毒隔离工作。

9. 随时检查急救护理质量，对存在的问题，分析原因，制定改进措施，实施护理质量持续改进。

10. 主动征求科主任、医生、护士、患者和家属对护理工作的意见，提出改进措施并组织实施。

11. 合理配置护士人力资源，实行弹性排班，最大限度适应患者的需求。

九、血液透析室护士长岗位职责

1. 在科主任及科护士长领导下进行工作。

2. 根据护理部工作任务制定科室具体计划并组织实施，定期评价，不断改进。

3. 负责本科室护理人员的综合素质、工作质量标准的培训、检查、监督和考核，对护士进行以人为本的护理理念教育。

4. 对本科室护理人员进行科学排班，为患者提供持续优质护理服务。

5. 负责本科室护理质量的持续提高，督促护理人员认真执行各项规章制度和技术操作规程，严格执行查对制度和消毒隔离制度，防止差错事故的发生。

6. 有计划地对护理人员进行技术操作和理论培训，定期考试考核。

7. 积极组织开展新业务、新技术及护理科研。

8. 指定专人分别负责各种设备、仪器的保养、维修，保证随时处于备用状态。如有损坏或损失及时查明原因，提出处理意见。

9. 定期征求各方面意见，不断改进护理工作。

## 第三节 各级业务人员职责

一、副主任护师岗位职责

1. 在护理部和（科）护士长领导下，指导本科护理业务技术、科研和护理教学工作。

2. 检查、指导本科危重症患者护理计划的制定、护理措施的落实及效果评价。

3. 了解国内、外本专科护理发展动态，并根据本院具体条件努力引进先进技术，提高护理质量，发展护理学科。运用“以人为本”的服务理念，将先进的护理理念运用到日常护理工作中。

4. 主持本科护理业务查房，提高全科护理业务水平。

5. 参加医院有关护理缺陷的讨论、鉴定工作，并提出整改措施。

6. 指导护理本科生及专科生的临床实习，承担课程授课、临床带教、拟定教学计划、编写教材等工作。

7. 组织、指导在职护士的业务学习及开展护理科研，承担对具有高级技术职称护理人员专业技能培养。

8. 对全院护理人员结构、队伍建设、业务技术管理和科研管理提出指导性意见。参与审定、评价护理论文和护理科研课题、护理技术革新的工作。

9. 配合《医疗事故处理条例》的实施，对护理人员进行增强法律意识和法律观念的教育、引导工作。

10. 每年至少撰写护理论文 1 篇。

二、主管护师岗位职责

1. 在科护士长和护士长的领导下，完成各项日常护理工作。

2. 每日参加本科室晨会交班，并参加病房日常护理工作。

3. 协助护士长解决本科护理业务上的疑难问题，指导护师制定危、重症患者护理计划并督促落实。

4. 参加对本科护理缺陷问题进行分析，提出护理防范措施。

5. 协助护士长完成对本科护师、护士进行护理业务技术培训，制定培训计划，担任科内护理理论小讲课，对本科护师、护士进行护理技术操作考核。

6. 主动掌握护理新技术、新知识、新理论。

7. 协助本科护士长做好科内各项护理管理工作。

8. 参加科内护理科研工作，每年撰写护理论文 1 篇。

三、护师岗位职责

1. 在护士长的领导和主管护师的指导下，完成各项日常护理工作。

2. 参加科内各项临床护理工作实践，正确执行医嘱及各项护理技术操作规程，并指导护士完成各项护理工作。

3. 认真落实急、危重患者的临床护理工作。

4. 参加科内护理业务查房。

5. 积极参加科内护理科研工作。

6. 在整体护理理论的指导下，对患者实施“以人为本”的整体护理。

7. 参与科内护理缺陷问题的讨论，提出防范、改进措施。

8. 不断学习新的护理理论，充实、强化自己，将知识更好地运用于患者的护理工作中，继续教育学分达标。

四、护士岗位职责

1. 在护师的指导下完成各项日常护理工作。

2. 参加科内各项护理工作实践，正确执行医嘱及各项护理技术操作规程。

3. 严格遵守查对制度及交接班制度，防止差错、事故发生。

4. 准确、及时完成各项护理工作，将护理措施真正落实到患者身上。

5. 按整体护理程序认真做好患者心理护理和基础护理工作。

6. 正确、及时采集患者各种标本。

7. 认真做好危重症患者的抢救工作。

8. 及时向患者进行有针对性的健康教育，听取患者对医院各项工作的意见和建议。

9. 协助及配合护士长做好各项科内日常工作。

10. 积极参加院、科各项在职继续教育活动。

五、护理员岗位职责

1. 在护士长领导下和护士指导下进行工作。

2. 做好晨间护理，负责患者生活护理和部分基础护理工作。

3. 随时巡视病房，协助生活不能自理的患者进食、起床活动及递送便器。

4. 负责护送患者做特殊检查。

5. 做好患者入院前的准备工作和出院后床单元的整理、消毒工作。

6. 协助护士做好被服、家具的管理。

## 第四节　手术室各班、各级人员职责

一、手术室护理人员职责

1. 在护士长领导下担任洗手巡回等工作，并负责术前准备和术后整理。

2. 认真执行各项工作制度和技术操作规程，督促和检查参加手术人员的无菌操作。注意病人安全，严防差错事故。

3. 保持手术室清洁、肃静、调节空气，保持室内适宜的温度。

4. 负责手术后病员的包扎、保暖、护送和手术标本的保管和送检。

5. 按分工做好器械、敷料的打包，消毒和药品的保管，做好登记统计工作。

6. 指导进修、实习护士和卫生员的工作。

二、巡回护士职责

1. 术前一天探视病人，为病人做好心理护理。

2. 清点手术间固定物品及病员从病房带来的物品，根据手术需要做好一切物品的准备，保证性能良好，以免术中发生故障。

3. 认真核对病人姓名、床号、住院号及手术名称、部位、麻醉方法、检查手术区备皮情况及皮试结果，神志不清的病员和小儿适当束缚，防止坠床。

4. 协助做好麻醉工作，安置病人手术所需体位，保证安全、舒适，易暴露手术野，行静脉穿刺，并保持通畅。

5. 协助手术人员着衣，准确及时地配合手术和抢救工作，调整灯光及供应手术台上所需物品等。

6. 坚守岗位并监督手术间各级人员，严格执行无菌技术操作。保持手术间内安静、整齐、清洁，严格遵守保护性医疗制度。

7. 术前以及关闭体腔和深部手术野前后，与洗手护士认真清点各类用物，做好记录并签名。

8. 术毕协助包扎伤口，保暖、护送，整理房间、补充物品。

9. 擦灰、紫外线照射，布置好下次手术。

三、洗手护士职责

1. 了解病情，熟悉手术方案，铺无菌车，备齐手术中所需物品。

2. 检查刷手物品是否齐全，比手术医生提前15分钟刷手。

3. 上台后检查器械是否齐全、适用，与巡回护士共同清点手术所用物品。

4. 严格执行无菌操作并监督他人执行，集中精力主动配合手术。

5. 关胸腹腔或其他深部手术前后，再次核对手术所用物品。如有疑问，手术者必须认真检查伤口内是否遗留，必要时x线协助检查，并记录备案。

6. 手术结束时，备好盖伤口敷贴，处理好病理标本，处理术中所用物品。贵重器械严格交验。

7. 术中损坏的器械或其他物品认真交班，及时维修或更换。

四、器械护士职责

1. 每晨整理器械间，检查常规器械并及时补充。

2. 手术开始到手术间巡视检查，有无遗漏的器械。

3. 按手术通知单准备器械。凡特殊手术需事先了解手术方案，使器械准备恰当适用。

4. 负责用过器械的擦干、上油、包装或存放（精细、锐利器械分别处理）。

5. 一般急症均用常规器械包，特殊急症手术20分钟之内准备完善。

6. 负责器械的检修，借出并及时登记，督促归还。

7. 一般器械3个月大刷洗一次，有管腔的器械经常冲刷，保持通畅。

8. 常规器械包超过1周者重新上油消毒，每周刷洗消毒锅一次。

五、敷料护士职责

1. 负责供应、检查、补充、折叠、打包及消毒各种手术所用的棉布类和棉纱类敷料。

2. 每天检查各种无菌物品，保证无过期。

3. 刷洗、消毒各种盛器，如碗盘、洗手盆等，补充消毒小毛巾、开刀巾、包等。

4. 负责每 3 个月清点敷料一次，每月高压消毒锅培养一次。

六、夜班护士职责

1. 接白班未完成的工作，清点常规固定物品及抢救物品。

2. 手术未完时，接好病人所带物品，术中情况、静脉输液及电刀铅板附着处有无灼伤，主动做好巡回配合。

3. 及时配合急症手术，记录手术费用，处理好用过器械并签名，备次日消毒。

4. 检查次日手术间，为白班做好必要的准备工作，开紫外线灯 1~2 小时并记录。

5. 负责洗手用物的清洁，消毒工作（肥皂、刷子、小毛巾），肥皂、小碗、传递盘每早上更换一次。

6. 巡视所有房间的门窗、水电、氧气等情况，并注意安全、保卫工作。

7. 严格控制非手术人员进入手术室。

8. 写好交班报告，严格交班。

七、消毒员职责

1. 消毒工作人员必须具有高度的责任心和无菌观念。

2. 严格掌握无菌操作规程，消毒时间及各种消毒灭菌方法和注意事项。

3. 按照规定放置灭菌指示卡，以保证灭菌效果，及时做好消毒登记，防止医疗事故的发生。

4. 取用灭菌物品时，必须洗手，戴口罩、帽子。无菌物品和有菌物品应严格分别放置，以免混淆。

5. 取出灭菌物品应立即送入无菌储藏间，并分类排放整齐。

6. 负责高压灭菌器的清洁保养工作，如发现问题应主动与有关人员联系，以便及时检修。

7. 负责消毒室的清洁工作。

八、卫生员职责

1. 在护士长领导及指导下做好手术室清洁配合工作，应具备责任心强，品德优良，有较好个人卫生习惯，懂得一定无菌知识和手术室规则。

2. 严格执行手术室的清洁卫生及消毒制度。

3. 管理供应手术鞋、手术衣、裤、口罩、帽子。

4. 负责送检病理标本并登记，负责去血库取血。

5. 定期刷洗污物桶、洗手池等。

6. 协助接送病人，搬动病人时动作轻稳，注意引流管勿逆流、勿脱出等。

7. 保持推车清洁、整齐，接送病人做好保暖、安全工作。

## 第五节　供应室各班、各级人员职责

一、回收班职责

1. 负责回收用过的器械物品，或超过有效期而未用的物品，严格清点，做到账物相符。

2. 负责处理用过的各种穿刺包、治疗巾等布类物品。

3. 负责口腔包、导尿包及各种器械包的浸泡消毒工作。每天更换含氯消毒液一次。

4. 刷洗换药盒、空针盒，保持内外整洁、干净。

5. 负责一次性输液器的回收及毁形工作，并做好记录。

6. 经常检查各种医疗器械的准备是否齐全。

7. 注意保持工作台面的整齐清洁。

二、洗涤班职责

1. 负责各种穿刺针的浸泡消毒，负责持物筒、换药盒及各种器械浸泡消毒工作。

2. 各类包皮及布垫随时清洗。

3. 负责含氯消毒液及三效热源灭活剂配制，并保持缸内清洁。

4. 每日三氧杀菌机消毒一次 2 小时，并做记录。

5. 室内每日两次湿式清扫，保持地面桌面整洁，物品放置整齐，不得存放私人物品。

6. 每日工作完毕后，负责把池内外刷洗干净，并用 500 mg / L 含氯消毒液消毒池内。

7. 每周六负责大清除和大消毒工作。

三、发放班职责

1. 负责发放各种灭菌物品和一次性医疗用品。

2. 各种灭菌后的物品，须放置固定的位置，查看卡片、标签及灭菌时间。

3. 经常检查各种物品的保质期，超过有效期重新灭菌。

4. 灭菌室物品每日交接并有记录。

5. 负责室内卫生，每日湿式清扫。

6. 工作完毕后，室内不得开窗，每日空气消毒 2 小时。

7. 负责各类无菌物品的抽样细菌培养和无菌室空气培养，每月一次。

8. 每日总结工作量。

四、下收下送班职责

1. 负责下收下送各种用过的器械、物品及科室代销包。

2. 负责清洗消毒各种器械、换药盒。

3. 负责各种穿刺针及各种器械的清洗消毒工作。

4. 负责回收用过的一次性输液器。

5. 负责下送一次性医疗用品。

6. 负责下收下送车辆的清洗消毒工作。

五、包装班职责

1. 负责各种治疗巾、穿刺包及各种器械包的包装工作。

2. 负责各类金属器具的擦拭、保养和清点工作。

3. 负责备齐包装用各种针、线、敷料、试管等用物。

4. 负责备用各种包皮，并妥善保管，随时增添，保证供应。

5. 负责更换消毒液，每日一次。

6. 每日清扫包装间，工作完毕后每日用 500mg / L 含氯消毒液擦拭台面。

7. 负责本室的空气消毒，并记录。

六、消毒班职责

1. 负责高压灭菌本室及各科室所需器械物品等。

2. 负责高压灭菌器的内外卫生及保养维修。

3. 负责高压灭菌器各种监测工作，保证灭菌效果合格。

4. 每周协助护士长领取各类物品。

5. 负责下收各科室领取物品计划。

6. 负责水电气管道阀门，保持其性能良好。

7. 负责每周的换洗工作服工作。

七、总务班职责

1. 负责供应与保管供应室所有物品、器械、布类物品，根据需要随时填补。

2. 负责一次性医疗用品的领取发放，计划供应，心中有数，做好库存，保质、保量供应。

3. 各类物品，明细分类记账，出入有记录。

4. 负责各种物品损耗均有记录。

5. 定期检查库存物品，账物相符，避免浪费。

6. 监督检查各种监测工作。

7. 护士长不在时履行护士长职责。

## 第六节　产房各级、各班人员职责

一、产房班职责

1. 以产房为主，接班后将所有的桌面、窗台用含氯消毒液 500mg/L 擦拭，每日两次，定期更换消毒液及器械，每天紫外线照射一次，每次不低于 1 小时，并做好登记。

2. 负责接管有待产室转入产房或急症入院的产妇，处理并执行产房医嘱，处理顺产，负责新生儿的处理及抢救，配合大夫处理难产。

3. 新生儿处理完毕后，负责半小时内行母婴裸体接触及早吸吮。

4. 填写分娩记录及新生儿病历，记账及接生后的整理工作。

5. 严格执行无菌操作规程，正确熟练地掌握三大产程的观察及处理，按常规操作。

6. 仔细观察产后宫缩及阴道流血情况，观察 1 小时母婴无异常送回病房与当班护士交接病情后双方签字。

7. 值班者要坚守岗位，有事外出，准许后交专人负责，擅自脱岗发生意外，由产房值班人员负责。

8. 下班前做好交班工作，复查未分娩产妇，并详细记录，坐到床边交班，整洁交班。

二、待产室职责

1. 接班以后，更换床单元，做好基础护理，与洗衣房清点被服，用 500mg / L 含氯消毒液擦拭各面。

2. 床边交接待产室的产妇，接班人听胎心、测血压、查肛诊，并做好记录，负责第一产程的观察及护理。

3. 接待新人院的产妇，临产者做好常规准备，备皮，做好解释工作。

4. 对待产妇要热情、细心、耐心，产妇吃饭、喝水要主动与家属取得联系，服务周到，但禁止家属出入，并负责向产妇做好母乳喂养宣教。

5. 应具有高度责任心，严密观察产程进展、胎心及高危妊娠的病情变化，并详细记录。出现异常，及时报告值班医师。

6. 处理并执行待产室产妇的医嘱及各种治疗，进入第二产程送产妇进产房，并向值班人员交代。

7. 负责待产室的环境卫生，保持整洁，产妇离开后整理床铺，床单一人一用一更换，备皮刀一人一消毒，用后放入 500mg / L 含氯消毒液浸泡 30 分钟后冲洗干净，晾干备用。

8. 有事外出，必须请假，准许后交专人负责方可离去。

9. 下班前，复查待产妇，整理室内卫生，清点被服、仪器设备等，向夜班人员交代产妇，并详细做好记录。

三、夜班职责

1. 接班后，清点并整理被服、必交物品，做好记录。

2. 严密观察产程，发现问题及时报告值班医生，积极配合处理，及时填写各种登记。

3. 处理执行夜班的医嘱治疗，产妇用药非单病种者及时开方。

4. 接待新人院的产妇，严密观察产程进展，勤听胎心。

5. 下班前清点好用过的器械，并刷洗干净，否则白班不予接班，负责保管好一次性用品，如实交班。

6. 下班前，复查待产妇，整理室内卫生，清点被服，药品、准备交班。

四、值班职责

1. 接班后，清点夜班所用敷料、器械，及时打产包。

2. 核对检查各种登记、记账单。负责终末病历的把关。

3. 随时补充治疗室一次性材料（供应室领取）。

4. 清点消毒后的产包及所有器械包等消毒物品。

5. 检查安全管理制度的实施，灯棍、灯泡、下水道有无堵塞等，发现问题及时通知有关人员维修。

6. 负责准备备用物品及检查抢救物品、药品随时补充。

7. 负责每月一次物体表面、空气、工作人员手做细菌培养。

8. 协助产房班接产工作及抢救产妇及处理新生儿。

五、助产士职责

1. 在护士长的领导下和主管护师及医师的指导下进行工作。

2. 负责正常产妇接产工作，协助医师进行难产的接产工作，做好接产准备，注意产程的进展和变化，遇产妇发生并发症或婴儿窒息时，应立即采取紧急措施，并报告主管护师及医师。

3. 经常了解分娩前后的情况，严格执行技术操作常规，注意保护会阴及妇婴安全，严防差错事故。

4. 经常保持厂房的整洁，定期进行消毒。

5. 做好计划生育围产期保健和妇婴卫生的宣传教育工作，并进行技术指导。

6. 负责管理产房和婴儿室的药品器材。

7. 根据需要，负责孕期检查，外出接产和产后随访工作。

8. 指导进修、实习人员的接产工作。

六、主管护师（助产师）职责

1. 在护理部领导下和本科主任护师指导下进行工作。

2. 负责督促检查本科护理工作质量，发现问题及时解决，把好护理质量关。

3. 负责正常产妇接产工作，协助医师进行难产的接产工作，做好接产准备，注意产程进展和变化，遇产妇发生并发症或婴儿室息时，应立即采取紧急措施，并报告医师。

4. 经常了解分娩前后的情况，严格执行技术操作常规，注意保护会阴及妇婴安全，严防差错事故的发生。

5. 经常保持厂房整洁，定期进行消毒。

6. 做好计划生育围产期保健和妇婴卫生的宣传教育工作，并进行技术指导。

7. 制定本科护理科研技术革新计划，并组织实施。指导全科护师、护士开展科研工作。并负责组织助产师、助产士进行业务培训，拟定培训计划，编写教材，负责讲课。

8. 对产房发生的护理差错、事故进行分析鉴定，并提出防范措施。

9. 解决本科业务上的疑难问题，指导危重疑难病人护理计划的制定及实施。

10. 协助护士长做好产房管理和队伍建设工作。

## 第七节　急诊抢救各级、各班人员职责

### 一、EICU 各班职责

#### （一）责任班职责

负责监护室病人的一切治疗和护理，以及对病人的健康教育工作。

（二）辅助+中午班职责

1 负责各种抢救仪器的交接、检查与保养。

2. 负责抢救药品、毒麻药品的交接以及用后的及时补充。

3. 负责各种抢救物品和无菌物品的准备与更换；负责准备陪人用的口罩、帽子与鞋套。

4. 负责消毒液的配制与监测。

5. 负责监护室的清洁整理与空气消毒。

6. 负责病人的药物核对与加药工作。

7. 协助责任护士参与病人的抢救、治疗与护理。

（三）护理员职责

1. 负责病人的生活护理（喂水、喂饭、清理大小便、擦澡等）和部分基础护理工作（口腔护理、尿道护理、测体温、脉搏、呼吸、血压等）。

2. 负责病人的一切情况的监护，随时与病人进行有效交流。

3. 负责病人的卫生处置工作。

4. 协助护士对病人进行翻身、拍背、吸痰。

备注：以上班次原则上进行如此分工，工作期间还需密切配合，友好合作；交接班时要对本班工作进行自检。

## 二、急诊病房与观察各班职责

（一）责任班职责

负责住院和观察病人的一切治疗与护理工作，包括卫生处置以及对病人的健康教育工作。

（二）治疗班+中午班职责

1. 负责治疗室所有物品的交接（包括抢救药品、雾化器、周林频谱仪等）。

2. 配合责任班进行床位清扫与整理。

3.负责治疗室的清洁、消毒液的配制与监测、用后物品的处理以及治疗室物品的准备工作。

4.负责所有病人治疗用药的核对与准备。

（三）办公室+总务班职责

1.负责ICU、住院与观察病人的登记工作。

2.负责核对处方、开具和收取治疗观察费用，包括ICU病人的处方输入、取药和记账工作。

3.负责处理医嘱。

4.负责接收新病人并做好入院介绍，建立病历、一览牌、床头牌（住院病人）；病患床位调整或出院时，及时调整病历、一览牌、床头牌，整理床单元时有责任班配合。

5.负责制定各种物品的请领计划与物品保管。

6.负责办公室和仓库的清洁与整理，被服的清点与清洗。

备注：以上班次原则上进行如此分工，工作期间还需密切配合，友好合作；交接班时要对本班工作进行自检。

# 第十章 护理信息系统管理

## 一、概　述

护理在病人的治疗过程中是一个很重要的环节，护士既是医疗的协调者又是医疗的提供者。护士不仅为病人提供最直接的护理，处理疾病带来的各种问题，而且还要全方位照顾病人，包括病人身心等方面的需要。这种整体性护理的任务造成了对护理信息系统很大的需求，因为对病人的很多医护应同时观察了解。这种专门提供给护士的信息系统在20世纪60年代后期开始发展起来，并逐步建立了护理支持系统的开发原则。

在这一章中，我们将介绍支持护理学的计算机信息和通信系统。这样的系统通常被称为地理信息系统。我们不仅将给护理信息学下定义，而且还将对当代支持护理工作的信息系统做调查。

## 二、护理信息学

支持护理工作的信息系统涉及一系列计算机应用程序。这些系统包括集成的和独立的两种系统，它们在护士对病人及其亲属进行护理、文档管理和对护理工作进行评估中提供帮助。作为病人治疗的一部分，护理工作已有很长的历史，可是信息系统常规用于护理工作还是新近的事。早在19世纪，弗罗伦次•南丁格尔（Florence Nightingale）就提出了一个问题：为什么护士要把对病人的观察记录下来。照她的看法，这种记录对病人合理治疗和痊愈很重要。她阐明了为什么护士要系统地收集资料，并对资料进行统计分析。

南丁格尔所收集和分析的数据对与其他护士、医生、保健工作者和医院管理人员交流病人状况是很重要的。即使在现代，从手写的病人记录中获取的临床数据仍然能支持临床决策、治疗安排和计划以及对治疗质量的评估 。

现代临床信息系统的开发者并没把注意力孤立地放在护理专业上，而是集中在建立多学科系统上，旨在支持内容广泛的电子病历。内容广泛的病人临床数据的信息系统可为质量评估和改善护理和临床治疗提供支持。因此，下述关于护理信息学的定义是本章所有内容的基础：护理信息学是关于护士在收集和管理信息，利用数据获得信息和知识，为病人全方位医护作出基于知识的决策和推断方面如何分析、模块化和规范化的学问。

护理信息学知识扩大了护士专业范围，提高了护士专业实践质量。护理信息学研究的方法集中在以下方面。

（1）计算机信息系统的需求的确定。

（2）研究适用于所有护理实践的信息和知识处理模式。

（3）对地理信息系统的设计、实行和评价。

（4）这些系统对护理实践的作用和病人疗效的评估。

**三、格式化护理知识**

有很多关于如何加强护理知识的规范化研究正在进行。所谓规范化的过程是指尽可能将护士对病人的描述和临床观察用标准表达方式表示。许多护理研究的宗旨是建立关于护理观察、治疗和治疗结果的术语系统以及为人们所接受的结构和分类系统。

护理信息系统是由计算机软件和硬件组成，并需顾及应用信息的护理人员、机构的结构和过程。一个地理信息系统一般包括非规范化（非结构化）和规范化（结构化）信息。如图 14-1 所示，叙述性文本形式的非规范化信息在护理实践中非常普遍，至今只有一小部分文本信息能规范化，而且这种规范化的信息只有部分能被计算机处理。信息规范化的困难部分可归因于护理工作中缺乏统一的专业术语，以及护士的高度个体化处理病人的特点。

虽然很多护理术语的规范化较为困难，但我们仍然可以对护理信息如何结构化以及如何才能用于信息系统的发展以支持病人护理和对护理质量的评价作一讨论。

在护理信息规范化工作中，特别困难的是缺乏建立结构化护理专业词汇和词汇中术语语义关系的有效定义方法。然而，护理信息学研究者已能将临床数据组织划归成不同类型，这些数据类型相应于在护理过程中的不同步骤应用的类型。这些护理处理的步骤是：估计→诊断→计划→医疗→护理评价。

在第 1 章提到的关于数据、信息和知识三者之间的区别在护理的环境中同样适用，即对护理过程中所发生的事件同样可作不同程度抽象的描述。

（1）数据是描述病人的功能状态并与护士有关的实体。

（2）信息表示护士的临床观点，即对病人数据的解释。

（3）知识是被用科学方式证实和归纳而得出的信息，以识别和证实各种关系。在护理中，概念、临床观点和解释都包含了专业知识。这些知识常建立在临床推论基础上，是护理中进行诊断、实施护理计划及为获得高质量结果而制定目标的基础。

数据、信息和知识之间的区别与医学信息学的基本原理相一致，即与信息处理的语法（数据）、语义（信息）和语用（知识被用于决策）三个方面相一致。除了在护理领域中缺乏统一的术语表达较抽象观察外，护士收集数据并转化为护理临床信息和知识的过程和医生的过程没什么两样。

与医疗卫生所有领域一样，护理知识有叙述性和程序性的本质区别。叙述性知识描述数据、事实和关系；而程序性知识则表达如何去做，例如如何实行护理操作。护理知识可分成以下几个部分。

（1）专业领域性知识：包含护理的事实和关系。

（2）推论性知识：确定在护理中反复应用的临床推理步骤。

（3）任务性知识：为妥善完成任务而指导选择过程和行动。

（4）策略性知识：选择可能适用于某种情况的各种护理任务。

上述知识类型分类与在知识获取和设计结构化（KADS）系统中人类专家知识模型化所用的知识分类相似。

## 四、多学科合作

绝大多数护士按既定的职责范围工作并与各科临床同事相互合作。因此，支持多学科的合作就成为地理信息系统的基本需求。这样的系统必须通过共同参与设计的方法建立，系统的功能应促进在临床环境下各专业医疗工作者的合作。

在病人治疗中，护士从多种学科得到临床信息。护士可以在床边记录和使用这些数据，而这些数据对医生来说同样有用。此外护士还要收集护理所需要的数据。每位医生和护士都可把数据转化成不同的临床印象，然后利用这些数据作出不同的诊断推理、治疗计划和预后判断。因此，与治疗病人有关的不同临床学科的工作者都可以利用这些数据。有关数据使用的重叠部分和区别，如图 14-2 所示。

## 五、临床护理记录的内容

在 KADS 模型所提供的框架的基础上，带有电子病历（CPR）的信息系统包含以下几层含义。

（1）专业知识的表达应以系统的统一方式来描述护理临床事件。缺乏规范化的数据和知识会阻碍电子病历的发展（参阅第 7 章和第 29 章）。相反，专业名称（术语）使用控制过严，也会妨碍从事护理工作的人员自由表达他们的观察与发现，从而削弱了地理信息系统描述临床实践的能力。因此，探索一种使护士和医生能毫无限制地描述其新发现的方法是研究的一个重要课题。

(2) 支持护士的临床推断是研究的核心。缺乏规范化的数据和结构化的专业知识阻碍了护理决策模型的形成，而后者是发展临床决策支持系统的先决条件。

(3)临床护理信息系统应对完成护理任务,特别是设计护理计划有所帮助,护士或许没有多少时间来计划或记录其护理工作，但她仍需要护理计划中的数据和信息。提供标准的清晰的护理术语，充分的自动化并与现存规范化的护理知识连接，均对制定充分的护理计划及完成护理任务非常有用。信息系统是否在策略性知识（strategic knowledge）领域有所帮助仍是有待探索的问题，策划性行为至今仍是人为活动。

为更好地理解护理信息处理的重要组成元素，图 14—3 对图 1-1 进行了扩增，增加了决策、实施和评价等元素。另外，这些元素可用于研究护理信息系统的临床内容。

此模型的扩增部分包括如下。

（1）数据解释：体现临床实践的决策。

（2）干预：体现作出决策之后所有的行动。

（3）评估：涉及护理处理对病人疗效的影响，也包括评估过程本身。

（4）推论：表示护理诊断。

模型有助于研究护士利用数据提取信息的方法,可作为一般的护理信息学模型，是对临床护理中数据－信息流的一种描述性表达。

地理信息系统的界定在支持 CPR 的系统环境中是动态扩展的，但最重要的是它必须允许交换及应用多学科提供的数据、信息和知识。护理信息学在护理这个学科中很重要，它有促进临床护理知识发展并扩展其科学基础的潜力。护理信息学有助于理解影响护理质量的各种因素。

### 六、传统纸质护理记录存在的问题

在当今高度信息化的医疗护理环境中，病人护理的归档工作占用了很多时间。护士常常在图表及管理追踪表中重复记录同样的数据。如果考虑现代电脑的巨大能力，这些重复绝无必要。传统的纸质病历所存在的几个不足之点已得到了充分证实 ，它包括：①数据遗漏、数据冗余及缺乏决策的依据；②处理长时间段病人的不同问题时难以清晰；③访问、使用和检索具体记录的问题；④对记录资料改进以适应现代需要时遇到麻烦；⑤基于缺乏组织的纸质记录，评价病人疗效时存在困难；⑥阅读护理记录的字迹存在困难。

由于临床知识的高速膨胀，那些与护理相关的知识能否在护理中根据需要随时随地应用，以及数据存储格式是否便于为检查护理质量和护理疗效所利用变得很重要。病人医疗护理资料的越来越复杂化促使数据电子归档的需求快速发展，以方便多学科医护人员利用及满足统计学目的。

**七、护理资料的层次**

从各种源头（即来自直接的病人护理）收集的数据，原则上只需存储一次，但可以被反复应用。这些数据的应用取决于所应用的层次，也即因层次的不同而有所差异。在图 14-4 中，左边是作为先决条件的组分，如统一的术语，构成了护理工作中第一层数据登记的基础，这些数据的正确解释见于第二、三、四层。

（一）护理最小数据集

在护理中人们试图用标准化的术语来记录护理工作。这些归档的数据要求用护理最小数据集（NMDS）中的元素表示。NMDS 包括护理诊断、护理行为和处理、护理相关的病人疗效以及护理强度。一旦临床数据被统一定义，护理工作者就可以用统一的术语来描述和比较病人的问题、病人护理程序、护理结果和为跨单位医护提供所需要的资源。为达到此目标，护理人员需要用标准化的数据格式和统一的护理语言。但同时应允许护理人员使用自己的术语，然后通过专门的翻译器将其描述的内容转变为国际公认的术语。一旦护士从元素水平上建立了基本临床数据，她们就可以利用 NMDS 元素的定义，结合统一的数据标准，产生出那些数据的抽象概念。

应用于临床信息系统的护理数据部分已获得 NMDS 定义。为了病人医护归档的需要，早期的努力主要集中于测试 NMDS 的元素。开发了定义和分类一致的最小的护理信息元素集合，NMDS 是护理观察和实践标准化的最初尝试，宗旨是适应那些传统形式的护理数据文档。这些护理元素包括护理问题和护理诊断、护理处理和护理效果。这些元素已规定在美国、比利时和澳大利亚使用。类似的项目在其他一些国家，如加拿大、丹麦、瑞士和荷兰正在实施中。

随着标准化代码方案的使用，使不同的人群、医疗卫生机构、地理区域和历史阶段的临床护理数据进行比较以及为病人合理分配护理资源成为可能。因为对一个病人的护理可以涉及急性护理、康复护理和慢性病护理以及社区医疗，所以信息系统必须允许整个护理过程中收集、保存和检索这些数据。机构特异性差异和结构化组分（例如护理资源、应用模式、对资源的占有、护理协议）在文档中都应放置在最低限度的护理数据。不同层次的数据支持不同类型的决策。建立起 NMDS 的数据库后，就可能把这些数据用于其他目的如持续质量评估、管理和研究。

（二）护理数据

为质量评估和改进护理的临床数据可用护理信息系统进行定义。图 14-4 说明病人特异的数据、机构特异的数据和专业信息与知识是如何在信息系统中从最基础的临床数据水平中派生而来的。例如，奥马哈系统（Omaha System）定义了关于护理问题、处理方法和效果的标准数据元素。

测量和评估方面的许多观念上和方法学上的问题尚需解决，但对护理结果数据的获取、存储、检索和分析的技术已经达到实用阶段。如今，外部市场迫切需要质量和成本方面的数据。因此，迫切需要CPR系统中包含关于病人状态和短期以及长期效果的临床数据。护理诊断是临床数据的一个例子，可以期望用于评估护理的复杂程度。处理方法的数据可以用于判断护理强度和护理工作量上的可变性。

（三）护理术语

标准化术语是现代电子病历十分重要的组成部分。全世界有几种处于开发、应用和试验不同阶段的其他术语系统。包括Read编码的护理术语系统及各种分类系统，如北美护理诊断协会（North American Nursing Diagnosis Association）的护士诊断术语系统、护理处理分类和Omaha系统的护理处理术语系统及其他许多系统。国际级水平的有国际护理实践分类（International Classification for Nursing Practice，ICNP），这是一部描述护理事件（例如护理诊断）和处理的专业词汇参考指南。ICNP来源于若干已有的分类和术语系统。

表10-1 美国正在使用的护理支持系统

| 系统名称 | 主要组件 | 机构类型 |
|---|---|---|
| Omaha系统 | 1. 关于护理诊断（问题）、处理方法和效果的标准化方案<br>2. 护理数据：用于提高实践、改善管理上的监督和扩充护理知识库 | 家庭护理机构、公共医疗诊所、家庭保健、学校和其他可流动的保健组织 |

| | | |
|---|---|---|
| 自动化社会医疗信息系统（ACHIS） | 1．记录每天医护过程和结果<br>2．安排管理和研究日程：病人的问题的性质、预防、处理策略和医护对结果的影响 | 1．Omaha系统的应用<br>2．社团健康保健 |
| Hettinger and Brazile系统 | 1．系统特点为多问题规划<br>2．关心病人、健康维持随访和免疫跟踪<br>3．哮喘的临床管理工具<br>4．病例管理，转院跟踪工具<br>5．预约安排 | 社团健康保健 |
| 农村老年保健扩充程序 | 1．为社团扩展对象的一个程序，其目的是让农村老人的预防、医疗和保健服务更便利。此程序联结各种正规社团服务、非正规社团服务、志愿者服务、学术团体服务，以加强农村社团成员的自身能力，更好地为老人服务。<br>2．一般档案、就诊档案、身体和心理的测量数据的结合 | 社团健康保健 |
| ComputerLink | 1．为那些老年性痴呆病人家庭保健服务者提供信息上和情感上的支持<br>2．功能部分包括了通信、决策支持模块和电子百科全书 | 社团健康保健 |

| | | |
|---|---|---|
| CareMap | 1. 为病例管理资源综览服务的保健计划系统<br>2. 护理诊断的自动化库<br>3. 病人治疗效果<br>4. 各种类型病人的中期目标和处理<br>5. 危重病症处理<br>6. 持续提高护理质量 | 所有种类的健康保健机构 |

**（四）护士的临床推理和判断**

虽然，关于护理信息系统所需要的临床护理的知识基础正变得越来越成熟和清晰，但还有许多知识仍需完善。设计和开发护理信息系统的一个重要内容是了解护士是如何分析和使用数据的。虽然在护理文献中报道了许多决策性的支持系统，但仍有必要进行系统的调查研究。

一些支持每一步护理过程决策的最早项目仅是为研究的目的而开发，这些程序在临床上从未得到广泛使用。已经开发的辅助护士决策的项目包括以下几个方面。

（1）支持护士作出护理诊断的计算机辅助护理诊断和处理（computer-aided nursing diagnosis and intervention，CANDI）：一次小范围的对 CANDI 的有效性测试中，检查了 8 个最常见的护理诊断，并比较了系统作出的诊断和临床护理专家作出的诊断两者之间一致性的程度。系统和护理专家之间的统计学一致性为 7/8。

（2）辅助护士计划和安排的系统：Creighton 在线多模块专家系统（Creighton On-Line Multiple Modular Expert System）。

（3）泌尿科护理信息系统（UNIS）：协助护士为小便失禁的病人制定护理计划。

（4）CAREPLAN：为协助护士照顾产后病人而设计。

（5）VP-II：重点放在寻找护理问题，其基础为白血病病人的数据。

（6）ACCESs：一个由4个模块组成的流动护理专家系统，即①Well-baby（健康维护随访）；②哮喘（哮喘的临床管理）；③病例管理（转院跟踪）；④计划（临床预约）。该系统的规则和结果正在接受验证，验证方法为比较与护理专家决策的一致性。其中几个较为典型的系统为①FLEXPERT：关于护理诊断和病人症状的原型护理计划系统，处于开发早期；②FLORENCE：一个经过改进的护理计划系统，应用病例库及模型为护士在设计护理计划时进行护理诊断提供帮助；③ORSS（手术室计划系统）：一个最近报道的为改进手术室计划的专家系统。设计者模拟了能影响外科病人在科室流动的所有变量，并可产生外科处理计划。

一般而言，早期的决策支持系统的运行并未提供评估性信息为护理知识作出贡献，或有助于日趋复杂化的决策支持系统的开发或改进。有关最近开发的专家系统的文献报道仍然没有评估和关于为改进系统或护理知识有用的研究和发现。仅有的一个例外是，矫正肺动脉导管波形的决策支持系统已经被测试；用户的决策技能在系统应用前后进行了评定，测试结果对该系统的内容、精确度、操作的难易程度和及时性都感到满意。

另外一个关于早产预报的系统也经过了测试。测试者称通过利用现存的数据，用专家系统比人工预测早产更准确。从该系统获得的结果提示，将来用周密计划的、高质量的数据收集方式来进行的研究能进一步提高整个系统的预报准确度，可为护士做早产预测开发出有效而可靠的决策支持系统。

总之，护士临床推论和决策的研究正在开展，但发展的速度较慢。虽然在文献中报道的许多决策支持系统的例子已被应用，但缺乏新的认识作为开发信息系统的有力工具。已报道的决策系统是相对局限的系统，往往处在开发早期和试验阶段。大部分为独立的、用于研究目的的系统。即使较先进的系统也必须对其支持护士临床推理的效果做严格的评估。

**八、护理信息系统**

早期讨论的焦点是护士怎样才能从信息系统中获益和系统能给病人护理带来的影响。在19世纪70年代，当早期的医院信息系统出现时，大家的注意力转向应用系统能否对护士工作所面临的问题有更深的了解和能否为护理工作引进新的功能。在早期，护理主要包括任务和处理操作，所以只有护理过程中较明确的步骤（判断、计划、实施和评估）的数据才被记录下来。这些一般的系统类型以后逐渐被以某问题为中心的系统所取代，后者包括病人问题识别以及护理行为。在这些系统中，护士可在分级数据库环境中建立个人的护理计划。然而，检索护理数据仍是一个问题。

此后开始了实质性的研究，但仍处于前沿阶段。护理语言系统、分类学及分类系统已经成为护理信息学研究的热点所在。这些研究推动护理信息系统向更广阔天地发展，人们将继续分析关于护理信息学的范围、内容和科学基础等问题。现在，较流行的观点是临床数据应支持护理的决策，而不仅仅是记录护理的工作任务。这种观念的转变有助于定义从以任务为中心的系统转化到未来的系统范式。如果护理信息系统不仅仅是电子化档案柜和传送信息的设备，护士和设计者必须创造一种新的技术，它可以利用已输入系统的信息，把原始数据转化为更易利用的格式，并为护士提出临床推理。这种新观点导致建议研制集成系统，它包括数据、描述和功能的集成 。

（一）支持需求

在尝试为地理信息系统提供一个全面的描述时，有必要强调，当前观点正在逐渐变化：从为护士提供收费和工作支持的护理信息系统，转到将重点放在作为护士实践所需要的策略资源的临床数据和信息上。支持护理的系统至少具有以下方面的特征。

（1）为护士提供决策支持。

（2）提供先进的护理知识，包括如何确定对护理非常重要的数据。

（3）为病人提供关于护理的信息。

（4）提供通信设备，如可访问数据库，后者为护士提供实行整体化护理所需的信息，而这种整体化护理是实现循证医疗（evidence-based care）的需要。

（二）系统的应用

应把注意力放在将现有的系统转化为下一代支持护理实践的系统上。在转化过程中，必须转换护理知识库，建立标准护理词汇和数据交换协议，同时为护理信息学专家提供更多的就业机会。

支持临床护理的系统已在各种医疗机构中运行。为获得当前运行中的各系统总的印象，那些被大量报道的系统的主要组分将在一些表中描述。提供了在美国使用的社团地理信息系统的概要。另外一种类型的系统，能将病人数据集成为“虚拟”记录，更好地为不同的医疗保健机构提供吸引和分配客户的服务。

总之，这里描述的地理信息系统有其一般特点，也显示了不同的医疗机构之间差别，而这些机构的护士在她们做临床决策及准备文档时需要支持。其中一些系统拥有可用于支持护士决策的临床数据，另外一些系统因具有增加护理知识的潜力而受到关注。虽然它们是独立运行的系统，但它们的数据和系统功能的性质却为未来面向支持和改善临床护理的模块化系统提供了重要实例。

# 第十一章 护理业务技术管理

## 第一节　临床护理告知的概念和意义

随着科学技术的飞速发展，人们的健康意识不断加强，护理工作越来越受到人们的广泛关注。护理工作已经不仅仅局限于对患者进行简单的护理操作，而是与生物－心理－社会医学模式相适应地为患者提供全方位、多层次、身心兼顾的整体护理。临床护理告知程序可以帮助临床护理工作者充分尊重患者的权益，与患者良好的沟通，建立良好的护患关系，从而达到提高临床护理工作质量的目的。

### 一、概念

1. 患者知情权患者知情权属个人信息知情权范畴，是指患者知悉与其生命健康相关信息的权利，是一项独立的人格权。

人格权，是人身权的重要组成部分，可以分为一般人格权、生命健康权和其他人格权。因此，侵害患者知情权的行为，其本质上是侵害了患者就其与生命健康相关事项进行自我选择或决定的权利，从而直接或间接地侵害了患者的生命健康权。

患者知情权作为一项法定权利已经受到我国现有法律的保护。全国人大颁布的于 1999 年 5 月 1 日起开始施行的《中华人民共和国执业医师法》第 26 条明确规定，医师应当如实向患者或者家属介绍病情。该法律从人大立法的层面确立了患者知情权的法律地位，明确了医务人员的告知义务。同时，国务院颁布的于 2002 年 9 月 1 日起开始施行的《医疗事故处理条例》第 11 条亦明确规定，在医疗活动中，医疗机构及其医务人员应当将患者的病情、医疗措施、医疗风险等如实告知患者。因此，当医务人员在医疗活动中违反告知义务，侵害了患者知情权时，医务人员可能因此而同时承担民事、行政和刑事责任。

2. 知情同意

（1）知情同意的范围：原则上只要对身体有所侵害或对患者有较大影响的事情就要告知患者，并取得患者在诊疗方案上的同意。如：各种注射前、应用药物前、侵入性操作前、需要暴露隐私部位、较大费用项目，需限制活动时。

（2）知情同意的形式

1）严格知情同意：要求医护人员以书面的形式履行告知义务，患者或委托人要求签字同意。临床上对患者创伤性、危险性大的治疗、检查手段或易于引发纠纷的措施需严格知情同意。如手术同意书要告知患者可能产生的不良后果和风险、并发症等，患者或委托人同意要履行签字手续。

2）一般知情同意：可口头告知患者或家属，不要求患者或委托人签字。对于临床上的一般性问题和对患者创伤性、危险性较小的治疗护理措施可实施一般知情同意。如护理人员在给患者静脉穿刺时，告知患者并请配合，患者口头同意或伸出手臂默许。

3. 临床护理告知　临床护理告知是护理健康宣教的重要内容，指护理人员在患者在就医过程中，将入院注意事项、有关疾病的相关知识、各种护理操作的相关内容以及出院后注意事项等内容向患者及其家属进行口头或书面的讲解和说明。当患者住院期间遇到或希望了解的某些有关医疗和护理方面的问题时，护理人员进行的解答也属于临床护理告知的范畴。

临床护理告知的目的是在临床护理工作中体现医学伦理学的精神和以患者为中心的新服务理念。通过建立健全护理人员和患者的互动，突出了患者至上的服务本质，满足了患者知情权的需求，加强了对医护人员自身诊疗及护理活动的监督，提高了医疗护理质量。

4. 临床护理告知程序临床护理告知程序是护理人员在临床工作中，针对患者的具体疾病，将临床护理告知的内容按照前后发生和轻重缓急的顺序进行组合，对患者进行系统、规范范的健康教育的过程。

## 二、实施临床护理告知程序的意义

1. 实施临床护理告知程序符合整体护理理念新型医学模式要求我们除关心疾病外，还要对患者的行为意识、心理状态予以关注。护理人员在与患者交流、沟通过程中，依据患者健康状况、自理能力、个性习惯、文化背景、家庭及社会支持、康复期望等状况进行评估，找出其现有的和潜在的健康问题，确立护理目标，制定护理措施，通过采取合理的护理告知程序和措施，使患者的护理问题得以解决。

2. 实施临床护理告知程序使患者权利得到充分体现住院患者入院后角色适应困难，不知道自己的病情，不知道医护人员将对他施行什么检查和治疗，自己应该得到什么护理，应该注意什么？通过实施临床护理告知程序，将患者病情、治疗方案、各项医疗活动实施的理由、方法、预期效果和存在的风险告知患者及家属，并给予技术性建议与专业指导，患者就能够得到想了解的信息。并通过告知过程的沟通，医患之间取得了理解，使患者和家属积极参与到医疗护理过程中来，使患者知情权、同意权、选择权得到了充分体现。

3. 实施临床护理告知程序有利于提高护理人员素质在实施临床护理告知过程中，护理人员要主动向患者提供健康指导，患者亦有可能提出与疾病相关的问题，这就要求护理人员不但要专业知识及操作技能熟练，还要了解相关学科知识，如法律知识、沟通技巧、心理学等，才能提高解答能力，以满足患者在疾病信息方面、情感等方面的需求。从而调动了护理人员的学习积极性，主动提高自身素质。并且在临床护理告知中提高了护理人员的法制观念，使护理人员能自觉学法、知法、守法，自觉规范护理行为，强化依法行医观念。

4. 实施临床护理告知程序融洽了护患关系，减少了护患纠纷护患双方沟通不畅是引起各种纠纷的原因之一。在医疗护理过程中，尽管院方无任何过错，有时也会出现难以预测的医疗意外，如药物过敏而导致患者身体伤害。通过实施临床护理告知，护理人员配合医生在医疗过程中与患者做好告知性沟通，增加了护患交流的机会，拉近了护患之间距离，护患之间能够充分地进行信息的传递和反馈，避免了因沟通不畅、告知不细而引发的医疗纠纷，患者被尊重、被接纳的愿望得到了满足，使患者感受到了“家”的温暖，从而达到在满足患者合法权益的同时也保护医护人员的目的。

5. 实施临床护理告知程序减少了护理差错的发生　临床护理操作告知程序是经过专家及专业人员共同研究而制定的程序，具有科学性、运用性、可操作性。它规范了护理工作，避免了护理工作的盲目性。以往，在繁忙的护理工作中，护理人员往往忙于操作，不注重患者感受、治疗效果及患者心理变化。实施临床护理告知程序，可以有效地唤起护患间的注意，并使护理操作更加规范化，减少了工作中的缺陷或漏洞，最大限度上避免了护理差错发生。

6. 实施临床护理告知程序提高了患者的满意度和对病情的知晓率通过实施临床护理告知程序，患者在整个治疗期间能够得到有关的信息和健康教育指导。护理工作得到了患者及家属的理解、信任、支持。从一些开展了临床护理告知程序的单位的调查中，患者满意度和对病情的知晓率均有了显著的提高，有序地保证了护理质量。

## 第二节　临床常用护理操作告知程序

### 一、臀部肌内注射告知程序

| | |
|---|---|
| 目的及作用 | 使药物经肌肉吸收，达到治疗效果<br>减少患者恐惧，取得合作 |

| | |
|---|---|
| 注射前 | 消除不安和恐慌，可以播放音乐或与患者聊天等方式<br>指导并协助采取合适的体位：侧卧位（上腿伸直，下腿稍曲）或俯卧位（足尖相对，足跟分开），以放松肌肉<br>长期注射时应更换部位，以减少硬结发生 |
| 注射时 | 常规消毒，待干，勿用口吹，以免造成感染<br>深度依患者胖瘦及药物而定，约针头的1/3~1/2<br>勿随意移动身体，以免造成针头弯曲引起疼痛 |
| 注射后 | 按压至不出血为止<br>用手掌轻揉注射部位，促进药物吸收<br>如出现压痛、硬结、药物吸收不良时，可给予局部热敷或贴土豆片等措施 |

二、静脉注射告知程序

| | |
|---|---|
| 目的及作用 | 药物不宜口服、皮下或肌注时，需迅速发生药效者<br>做诊断检查，如为肝、肾、胆囊等X线摄片<br>用于静脉营养治疗<br>输液或输血 |
| 操作前 | 讲解药物作用、剂量<br>解除紧张情绪，取合适的卧位或坐位，使舒适<br>选择直而弹性好的血管，探明静脉方向，利于穿刺 |
| 操作中 | 扎止血带，松紧适宜，使静脉充盈<br>请握拳，完毕后请松拳<br>根据药物性质、年龄调节推注速度，若有局部（疼痛、皮肤瘙痒）或全身不适（气紧、恶心、心慌），立即告知护士 |
| 操作后 | 干棉签按压穿刺点至不出血为止<br>整理衣物，协助取舒适卧位 |

| | |
|---|---|
| | 观察注射部位及全身反应（疼痛、血肿、药液外渗） |

三、皮下注射告知程序

| | |
|---|---|
| 目的及作用 | 使药物经由皮下吸收，以达到治疗效果 |
| 操作前 | 讲解药物作用、剂量<br>解除紧张情绪，取合适的卧位或坐位，使患者舒适<br>选择合适的注射部位：上臂三角肌下缘，和皮肤呈 30°～40°，过瘦者，可捏起注射部位皮肤，同时角度可减小 |
| 操作中 | 请勿用口吹消毒部位。以正确的方法注射<br>瘦者需用大拇指与食指将肌肉捏起注射<br>针头稍偏向外侧，避免药液对三角肌的刺激，影响手臂的抬举活动 |
| 注射毕 | 用干棉签按压注射部位<br>观察注射部位及全身反应 |

四、皮内注射法

| | |
|---|---|
| 目的及作用 | 使药物注入表皮与真皮之间，通常作为测验人体对细菌或病毒的易感性及特殊药物的过敏反应 |
| 操作前 | 核对药牌药物，观察药物有无变质、异物及过期<br>以酒精棉球垫针柄排出空针内空气，防止空气灌入组织<br>准备正确注射部位：前臂中央内侧 |
| 操作中 | 勿用口吹干消毒区<br>缓慢注入药物，让皮肤突起一小疱，约 0.8cm<br>棉球轻按注射部位，迅速拔出针头 |
| 操作后 | 不要去揉、抓注射部位<br>用圆珠笔沿突起皮肤边缘，划圈作记号，不可擦去记号及观察时间 |

| | |
|---|---|
| | 观察不良反应，如有恶心、呕吐、腹泻、红疹、呼吸困难，应立即通知医师处理<br>结果：红肿直径>1cm 为（+），<1cm 为（一） |
| 记录 | 在临时医嘱上完成并记录时间及签名<br>未能完成者在给药记录上划圈并注明原因 |

五、头皮静脉输液告知程序

| | |
|---|---|
| 目的 | 补充水分、营养<br>保持体内水电解质的平衡<br>使药物快速进入体内 |
| 优点 | 头皮静脉丰富、分枝多且表浅，易固定<br>方便小儿肢体活动 |
| 操作前 | 剃去局部毛发，方便穿刺和固定<br>排尿、更换尿布 |
| 操作中 | 让患儿平卧<br>固定头部，必要时固定肢体<br>注意患儿面色和一般情况 |
| 操作后 | 注意液体点滴是否通畅，局部有无异常 |
| 安全告知 | 避免头部过度活动<br>安慰患儿避免剧烈哭闹<br>防止息儿用手抓掉液体<br>有异常及时通知护士 |
| 完毕 | 按压至不出血为止 |

六、静脉留置针告知程序

| | |
|---|---|
| 目的 | 为患者建立静脉通路，便于抢救，适用于长期输液患者 |
| 操作前 | 询问、了解患者的身体状况，向患者解释并取得患者配合<br>评估患者局部皮肤及血管情况 |
| 操作中 | 核对医嘱，做好准备<br>携用物至患者旁，协助患者做好准备，取舒适体位<br>选择患者适宜的穿刺部位进行穿刺，穿刺成功后，松开止血带，并压住导管前端处的静脉，抽出针芯，连接肝素帽或者正压接头，用无菌透明膜作封闭式固定（安全留置针省略部分步骤）<br>将输液器与肝素帽或者正压接头连接<br>根据患者病情调节滴速<br>在无菌透明膜上注明穿刺日期<br>协助患者取舒适卧位，将呼叫器放置于患者可及位置<br>观察患者情况<br>封管时消毒肝素帽或者正压接头，用5~10毫升肝素盐水正压封管 |
| 操作后 | 向患者解释使用静脉留置针目的和作用<br>告知患者注意保护使用留置针的肢体，不输液时，也尽量避免肢体下垂姿势，以免由于重力作用造成回血堵塞导管 |
| 注意事项 | 更换透明贴膜后，也要记录当时穿刺日期<br>静脉套管针保留时间可参照使用说明<br>每次输液前后应当检查患者穿刺部位及静脉走向有无红、肿，询问患者有关情况，发现异常时及时拔除导管，给予处理 |

七、经外周插管的中心静脉导管（PICC） 告知程序

| | |
|---|---|
| 目的 | 为患者提供中、长期的静脉输液治疗<br>静脉输注高渗性、有刺激性的药物，如化疗、胃肠外营养（PN）等 |
| 操作前 | 询问、了解患者的身体状况、出凝血情况<br>估患者局部皮肤组织及血管情况<br>医师负责与患者签署知情同意书 |
| 操作中 | 做好准备，保证严格的无菌操作环境<br>选择合适的静脉：①在预期穿刺部位以上扎止血带。②评估患者的血管状况，选择贵要静脉为最佳穿刺血管。③松开止血带<br>测量定位：①测量导管尖端所在的位置，测量时手臂外展 90 度。②上腔静脉测量法：从预穿刺点沿静脉走向量至右胸锁关节再向下至第三肋间。③锁骨下静脉测量法：从预穿刺点沿静脉走向至胸骨切迹，再减去 2 厘米。④测量上臂中段周径（臂围基础值）：以供监测可能发生的并发症。新生儿及小儿应测量双臂围<br>建立无菌区：①打开 PICC 无菌包，戴手套。②应用无菌技术，准备肝素帽、抽吸生理盐水。③将第一块治疗巾垫在患者手臂下<br>消毒穿刺点：①按照无菌原则消毒穿刺点，范围穿刺点上下 10 厘米两侧至臂缘。②先用酒精清洁脱脂，再用碘醋消毒。等待两种消毒剂自然干燥。③穿无菌手术衣，更换手套。④铺孔巾及治疗巾，扩大无菌区<br>预冲导管。<br>扎止血带，实施静脉穿刺：穿刺进针角度约为 15~30 度，直刺血管，一旦有回血立即放低穿刺角度，推入导入针，确保导入鞘管的尖端也处于静脉内，再送套管<br>从导引套管内取出穿刺针：①松开止血带。②左手食指固定导入鞘避免移位。③中指轻压在套管尖端所处的血管上，减少血液流出。④从导入鞘管中抽出穿刺针<br>置入 PICC 导管：将导管逐渐送入静脉，用力要均匀缓慢<br>退出导引套管：①当导管置入预计长度时，即可退出导入鞘。②指压套管端静脉 |

| | |
|---|---|
| | 稳定导管，从静脉内退出套管，使其远离穿刺部位<br>撤出导引钢丝：一手固定导管，一手移去导丝，移去导丝时，动作要轻柔。<br>确定回血和封管：①用生理盐水注射器抽吸回血，并注入生理盐水，确定是否通畅。②连接肝素帽或者正压接头。③用肝素盐水正压封管<br>清理穿刺点，固定导管，覆盖无菌敷料：①将体外导管放置呈“S”状弯曲。②在穿刺点上方放置一小块纱布吸收渗血，并注意不要盖住穿刺点。③覆盖透明贴膜在导管及穿刺部位，加压粘贴。④在衬纸上标明穿刺的日期<br>通过 X 线拍片确定导管尖端位置 |
| 操作后 | 置管术后 24 小时内更换贴膜，并观察局部出血情况，以后酌情每周更换 1～2 次。更换贴膜时，护士应当严格无菌操作技术。换药时沿导管方向由下向上揭去透明敷料<br>定期检查导管位置、导管头部定位、流通性能及固定情况<br>每次输液后，封管时不要抽回血，用 10 毫升以上注射器抽吸生理盐水 10~20 毫升以脉冲、方式进行冲管，并正压封管。当导管发生堵塞时，可使用尿激酶边推边拉的方式溶解导管内的血凝块，严禁将血块推入血管<br>治疗间歇期每周对 PICC 导管进行冲洗，更换贴膜、正压接头<br>密切观察患者状况，发生感染时应当及时处理或者拔管 |
| 指导患者 | 向患者做好解释工作，使患者放松，确保穿刺时静脉的最佳状态<br>告知患者保持局部清洁干燥，不要擅自撕下贴膜，贴膜有卷曲、松动、贴膜下有汗液时及时请护士更换<br>告知患者避免使用带有 PICC 一侧手臂过度活动，避免置管部位污染 |
| | 穿刺前应当了解患者静脉情况，避免在疤痕及静脉瓣处穿刺<br>注意避免穿刺过深而损伤神经，避免穿刺进入动脉，避免损伤静脉内膜、外膜<br>对有出血倾向的患者要进行加压止血 |

| | |
|---|---|
| 注意事项 | 输入全血、血浆、蛋白等粘性较大的液体后，应当以等渗液体冲管，防止管腔堵塞。输入化疗药物前后均应使用无菌生理盐水冲管<br>可以使用 PICC 导管进行常规加压输液或者输液泵给药，但是不能用于高压注射泵推注造影剂等<br>严禁使用小于 10 毫升注射器，否则如遇导管阻塞可以导致导管破裂<br>护士为 PICC 置管患者进行操作时，应当洗手并严格执行无菌操作技术<br>尽量避免在置管侧肢体测量血压 |

## 八、动、静脉测压管告知程序

| | |
|---|---|
| 目的及作用 | 监测循环功能<br>补充容量<br>减少反复穿刺的痛苦 |
| 安全告知 | 患者活动时注意动作缓慢，避免插管脱出<br>观察远端皮肤的颜色、温度<br>固定肢体的约束带不可过紧 |
| 插管护理 | 给予定时抗凝，保持通畅<br>冲管时推注的药物不可过多，防止出血 |
| 并发症 | 防止发生大出血<br>严格无菌操作，防止发生感染<br>管道密闭，防止气栓，防止脱开出血<br>保持通畅，防止发生血栓 |
| 拔管 | 遵守无菌技术操作<br>拔管后压迫局部　　穿刺 5min<br>　　　　　　　　　切开 10min<br>高压包扎，注意外周血运，防止导致末梢组织坏死影响肢体功能 |

| | |
|---|---|
| | 保持敷料干燥<br>避免剧烈活动肢体 |
| 心理指导 | 向患者讲解插管的重要意义，消除紧张情绪<br>耐心沟通，掌握患者关心的问题<br>主动沟通，避免患者产生孤独感<br>详细向患者讲解操作过程 |

九、输血告知程序

| | |
|---|---|
| 目的及作用 | 恢复循环血量，治疗急性出血<br>提升血液携氧能力<br>补充凝血因子、血小板，改善凝血功能，控制及预防出血 |
| 输血前 | 请排尿，消除紧张情绪<br>核对输血单上患者的姓名、血型、剂量、血液类别、血袋号码，确保完全无误<br>选择合适的血管扎止血带，充分暴露血管，利于成功穿刺 |
| 输血中 | 再次核对，以确保患者安全、舒适地接受治疗<br>先缓慢输入，每分钟不超过 20 滴<br>密切观察输血反应，如有发热等全身性感染应立即进行处理 |
| 输血后 | 密切观察生命体征、输血不良反应，若有应立即处理<br>输血单上详细记录输血时间、反应 |

十、大量不保留灌肠告知程序

| | |
|---|---|
| 目的及作用 | 软化粪便、刺激肠蠕动<br>手术前肠道准备<br>人工肛门训练<br>肠道特殊检查，如肠镜 |
| | 关闭门窗，屏风遮挡，请排尿，以免灌肠过程中损伤膀胱 |

| | |
|---|---|
| 灌肠前 | 协助患者脱裤，请左侧卧位，双膝屈曲，臀部靠近床边，以利于护士操作<br>备好卫生纸，注意保暖 |
| 灌肠中 | 如有便意，请深呼吸，放松腹肌<br>不可过多暴露躯体，以免受凉<br>不能下床的病员，可将便盆放于臀下 |
| 灌肠完毕 | 请尽可能保留 5～10min 以上再排便<br>观察有无腹痛、出血，如有及时通知医生，以防肠出血、肠破裂发生<br>帮助如厕，观察排泄物的颜色、形状和量<br>撤去屏风，打开门窗，记录灌肠结果 |

## 十一、导尿告知程序

| | |
|---|---|
| 意义 | 导尿术是比较安全的<br>能及时有效缓解尿潴留症状，减轻痛苦<br>导尿过程会有一点不适，但很快就会过去 |
| 目的及作用 | 腹部手术前：排空膀胱，避免手术中误伤<br>尿失禁或会阴部损伤：保持局部干燥，感觉舒适<br>抢救休克和危重患者时：准确记录尿量、比重，纠正休克和肾功能状况<br>泌尿系统疾病术后：促使膀胱功能恢复及切口愈合<br>做尿细菌培养，测量膀胱容量<br>为尿潴留患者引流尿液，以减轻痛苦 |
| 导尿前 | 关闭门窗，屏风遮挡或房门外置“治疗中请勿进入”告示牌<br>清洗外阴，不能自理者由护士协助清洗<br>协助患者取屈膝仰卧位，协助脱裤，适当暴露外阴。注意保暖，保护患者自尊 |
| 导尿中 | 请张口、深呼吸以分散注意力、减轻腹压，减少痛苦<br>严格无菌技术，以防止泌尿系感染 |

| | |
|---|---|
| 导尿后 | 根据医嘱定期开放尿管，护士会经常巡视尿管情况<br>活动时，请勿将导尿管扭曲。翻身时避免牵拉以免脱出尿管<br>下床活动时，尿袋高度不超过膀胱，以免尿液逆流而感染<br>记录尿液量、颜色、形状及患者情况，协助穿好衣裤 |

十二、吸氧告知程序

| | |
|---|---|
| 目的 | 改善缺氧症状，提高动脉血氧分压 |
| 并发症 | 呼吸抑制、氧中毒、肺不张、晶体后纤维组织增生 |
| 吸氧前 | 解释吸氧的过程，插管过程可能稍有不适，望配合 |
| 吸氧中 | 根据需要调节氧流量，不可过大过小，以免引起呼吸道不适或损伤<br>请不要张口呼吸，以免影响氧浓度<br>氧气筒在搬运时应避免震动和撞击，以免引起爆炸<br>氧气瓶放置应稳固，宜放于阴凉处<br>据火炉应 5 米以上，据暖气应 1m 以上<br>氧气瓶不能用空，压力表在 $5kg/cm^2$ 及时更换，否则压力过低灰尘进入钢瓶，再充气时有爆炸危险 |
| 吸氧后 | 观察缺氧改善情况，如发绀减轻、精神状态好转 |

十三、简易呼吸器告知程序

| | |
|---|---|
| 目的及作用 | 维持有氧呼吸<br>避免并发症发生<br>减轻痛苦 |
| 操作前 | 取下活动的义齿<br>清除口腔内分泌物或呕吐物，以防异物吸入呼吸道发生窒息 |
| | 保持正确体位，将病患颏部托起头尽可能后仰伸直气道<br>一次挤压 500～1000ml 空气，速率 16～20 次 |

| | |
|---|---|
| 操作中 | 氧流量：6～8L / min，不可过大，以免呼吸活瓣失灵呼气无排出<br>密切观察病员胸廓扩张及缺氧改善情况<br>及时发现并消除气道不畅<br>自主呼吸恢复正常后，停止挤压 |
| 操作后 | 解开四头带，取下面罩<br>擦净口鼻，枕好枕头，整理床铺<br>清洁呼吸器各部件，消毒后备用 |

十四、电动吸引器吸痰告知程序

| | |
|---|---|
| 目的及作用 | 利用负压原理吸出口鼻呼吸道的分泌物<br>解除阻塞，维持正常呼吸<br>预防并发症 |
| 心理指导 | 告知家人理解患者多沟通，了解患者的内心体验<br>暂时的失音，一段时间可以恢复，使患者情绪平稳 |
| 可能出现的不适应及并发症 | 剧烈咳嗽，呛咳，憋气<br>短暂的缺氧，发绀<br>气道黏膜的损伤 |
| 体位 | 协助患者取平卧位或半卧位 |
| 插管 | 可能有不适如剧烈咳嗽、恶心、憋气、可适当屏住气，放松 |
| 吸痰 | 嘱患者深吸气，放松，正常呼吸，待患者深吸气<br>时插入，观察询问患者的耐受程度<br>患者口腔内如有分泌物及时吐出 |
| 吸痰间歇期 | 观察询问患者呼吸改善情况<br>询问患者感觉气道是否通畅，是否还有分泌物 |

| | |
|---|---|
| | 询问吸痰时不适及耐受情况 |
| 吸痰完毕 | 告知并协助取舒适卧位，休息<br>必要时吸氧<br>观察患者病情及呼吸<br>感谢家属患者的配合 |
| 安全告知 | 储液瓶不可过满，及时倾倒，防止吸入马达内，造成损坏 |

十五、雾化吸入告知程序

| | |
|---|---|
| 目的及作用 | 利用超声波声能，使雾状药液作用于疾病部达<br>到治疗的目的<br>抗炎，消肿<br>止咳，祛痰<br>平喘 |
| 安全告知 | 治疗过程中一般不会出现疼痛和不适<br>对气管切开患者会有刺激性咳嗽 |
| 体位 | 根据病情选择合适体位 |
| 正确方法 | 嘱患者紧闭唇，深呼吸<br>气管切开者，在套管口处雾化<br>不配合及昏迷者选用面罩<br>告知治疗时间疗程，雾量大小的调节 |
| 注意事项 | 请勿随意调节雾化旋钮 |
| 雾化完 | 询问患者治疗后的感受以指导调整雾化的量及方法<br>告知指导患者家属如何保管雾化用螺纹管 |

| | |
|---|---|
| 毕 | 经常询问患者治疗后的感觉 |

十六、体位引流告知程序

| | |
|---|---|
| 目的及作用 | 有助于排除积痰<br>减少继发感染<br>减少中毒症状 |
| 适应证 | 支气管扩张、肺脓肿 |
| 禁忌证 | 呼吸功能不全、有明显呼吸困难和发绀者<br>近1~2周内曾有大咯血史<br>严重心血管疾病<br>年老体弱而不能耐受者 |
| 不良反应 | 脸色发白<br>发绀<br>心悸<br>呼吸困难 |
| 体位选择原则 | 抬高息肺位置，引流支气管开口向下 |
| 引流时间和观察 | 每日1~3次，每次10~20min<br>在餐前进行<br>引流过程中应有人协助<br>观察患者反应，如出现面色发白、呼吸困难等，立即停止 |
| 促进引流 | 有效咳嗽、咳痰<br>胸部叩击<br>雾化吸入，以降低痰液黏稠度 |
| | 取舒适体位 |

| | |
|---|---|
| 引流后护理 | 用清水漱口，去除痰液气味<br>观察痰液情况<br>肺部听诊，观察治疗效果 |

十七、备皮告知程序

| | |
|---|---|
| 目的及作用 | 清除皮肤上的毛发和污垢<br>预防感染 |
| 备皮前准备 | 暴露备皮区，清洁备皮区域<br>请勿紧张，尽量放松 |
| 一般皮肤准备 | 乳房手术：同侧上臂上 1／3 及腋窝部，剃去腋毛<br>胸侧壁手术：前后胸壁超过中线 5cm 以上<br>腹部手术：以切口为中心 15～20cm。下腹部及腹股沟手术，包括大腿上 1／3 前内侧及会阴，并剃去阴毛<br>会阴及肛周手术：应剃去阴毛<br>四肢手术：以切口为中心上下 20cm 以上，一般多准备患侧整个肢体 |
| 特殊手术部位的皮肤准备 | 颅脑手术：术前 3 天剪发，术前 2h 剃净头发，肥皂水洗头<br>阴囊、阴茎部手术：范围同会阴部手术，剃去阴毛<br>颜面手术：尽量保留眉毛，不予剃除<br>口腔内手术：清洁口腔，复方硼酸溶液漱口<br>骨、关节、肌腱手术：术前 3 天清洁皮肤，术前 1 天剃毛，70%酒精消毒 |
| 正确操作 | 剃毛前用温热肥皂水浸湿毛发后再剃，刀片应锐利<br>剃毛时，应顺着毛发生长的方向以免损伤毛囊<br>皮肤松弛的地方应将皮肤绷紧，可避免损伤 |
| 备皮后 | 清洗局部皮肤，为手术做准备 |

十八、胸腔穿刺术告知程序

| | |
|---|---|
| 目的及作用 | 送检积液，协助诊断<br>排除积气或积液，缓解症状<br>胸腔注药，辅助治疗 |
| 适应证 | 不明原因胸腔积液<br>大量胸腔积液或气胸<br>胸腔抽脓灌洗治疗<br>恶性胸腔积液胸腔内注药 |
| 心理指导 | 详细讲解穿刺目的<br>告知穿刺时将局麻，不会有剧烈疼痛，减轻其恐惧感 |
| 胸膜反应表现 | 头晕、心悸、冷汗<br>面色苍白、脉细、四肢发凉 |
| 术中配合 | 勿咳嗽或深吸气<br>勿移动体位 |
| 术后注意事项 | 平卧位或半卧位<br>注意穿刺处有无渗血、渗液<br>穿刺针眼处 24h 内保持干燥 |

## 十九、腰椎穿刺告知程序

| | |
|---|---|
| 目的及作用 | 检查脑脊液（CSF）的成分<br>测定 CSF 的压力<br>注入药物或放出炎性、血性 CSF |
| 穿刺前 | 讲解腰穿的相关知识，以消除思者的顾患<br>放松患者情绪，鼓励其主动了解有关腰穿的知识，并听取同室病友的经验介绍告知<br>排空大小便 |

| | |
|---|---|
| 心理指导 | 穿刺前消除紧张感<br>一穿刺中与患者沟通，分散注意力，询问有无不适感 |
| 穿刺时 | 体位：去枕侧卧，背齐床沿，屈颈抱膝，腰背部尽量向后弓起，以利于操作<br>严禁人员走动<br>患者尽量少动 |
| 穿刺后 | 去枕平卧 4～6h 防止低颅压性头痛<br>卧床期间不可抬高头部，可适当转动身体<br>24h 内不宜淋浴<br>穿刺后 1~7 天如果出现头痛，不要担心，注意多饮水，卧床休息，可逐渐缓解症状<br>患者无局麻反应可正常进餐<br>第二日可去掉穿刺处贴膜 |

二十、脑室引流告知程序

| | |
|---|---|
| 目的及作用 | 放出多余的脑脊液，降低颅内压力<br>放出血性脑脊液<br>暴露手术视野 |
| 操作方法 | 经颅骨钻孔侧脑室穿刺后放置引流管将超过正常<br>容量的脑脊液、血液引流至体外 |
| 安全告知 | 引流管的位置，最高点应距眼外角 10～15cm<br>保持引流通畅，防止引流管扭曲、受压、折叠<br>伤口周围保持清洁干燥，防止感染<br>防止引流管脱出.限制头部活动 |
| 拔管 | 拔管前一天试夹管 24h<br>拔管后，如有脑脊液漏出及时通知医护人员 |

## 二十一、膀胱冲洗告知程序

| | |
|---|---|
| 目的 | 使尿液引流通畅<br>治疗某些膀胱疾病<br>清除膀胱内的血凝块、黏液、细菌等异物，预防膀胱感染<br>前列腺及膀胱手术后预防血块形成 |
| 操作前 | 评估患者病情、自理能力及合作情况等<br>评估患者尿液的性状、有无尿频、尿急、尿痛、膀胱憋尿感，是否排尽尿液及尿管通畅情况 |
| 操作中 | 备齐用物，床旁核对，取得患者合作<br>洗手，戴口罩<br>将膀胱冲洗液悬挂在输液架上，将冲洗管与冲洗液连接，Y 形管一头连接冲洗管、另外两头分别连接导尿管和尿袋。连接前对各个连接部进行消毒<br>打开冲洗管，夹闭尿袋，根据医嘱调节冲洗速度<br>关闭冲洗管，打开尿袋，排出冲洗液。如此反复进行<br>在持续冲洗过程中，观察患者的反应及冲洗液的量及颜色。评估冲洗液入量和出量，膀胱有无憋胀感<br>冲洗完毕，取下冲洗管，消毒导尿管口接尿袋，妥善固定，位置低于膀胱，以利引流尿液<br>协助患者取舒适卧位，整理床单 |
| 注意事项 | 严格执行无菌操作，防止医源性感染<br>冲洗时若患者感觉不适，应减缓冲洗速度及量，必要时停止冲洗，密切观察，若患者感到剧痛或引流液中有鲜血时，应停止冲洗，通知医生处理<br>冲洗时，冲洗液瓶内液面距床面约 60 厘米，以便产生一定的压力，利于液体流入，冲洗速度根据流出液的颜色进行调节。一般为 80~100 滴 / 分钟；如果滴入 |

| | |
|---|---|
| | 药液，须在膀胱内保留 1 5～30 分钟后再引流出体外，或根据需要延长保留时间<br>寒冷气候，冲洗液应加温至 35℃左右，以防冷水刺激膀胱，引起膀胱痉挛<br>冲洗过程中注意观察引流管是否通畅 |

二十二、应用保护性约束告知程序

| | |
|---|---|
| 目的及作用 | 防止坠床、抓伤、撞伤等意外，以确保治疗、护理顺利进行 |
| 约束前 | 围屏风，以维护患者隐私权 |
| 约束时 | 应放衬垫，松紧适宜，定时放松、按摩以促进血液循环<br>用筒式约束带固定肩部，限制患者坐起<br>应用宽绷带约束主要是限制病员活动，常用于手腕部和踝部<br>用膝部约束带固定双膝，限制病员下肢活动<br>需要时约束踩一部 |
| 约束后 | 至少每 15min 评估患者一次，并满足其基本需要注意约束的松紧度，肢体末端之脉搏、肤色、温度<br>至少每 2h 解开约束带 5min，即翻身并协助肢体被动式运动 |

二十三、无抽搐电休克治疗告知程序

概念：是应用肌松剂与麻醉剂，使患者在麻醉状态下接受治疗，其并发症少，适用范围广，安全性高，已被多个国家作为标准的治疗方法。

| | |
|---|---|
| 适应证 | 严重的抑郁状态，有严重自伤、自杀行为者<br>极度兴奋躁动，冲动伤人，药物治疗难以控制的精神病患者<br>精神分裂症有明显自责、自罪、拒食以及紧张性木僵患者 |
| 禁忌证 | 因肌松剂可引起心血管和肺部并发症，故心脏和肺部疾患的患者慎用 |
| | 夜间零点以后禁食、禁水，直到治疗结束后 1h，以免治疗时患者呕吐，误吸而产生不良后果 |

| | |
|---|---|
| 治疗前 | 治疗前 1h 测体温、脉搏、呼吸、血压，如果体温超过 37.5℃。脉搏在 120 次 / 分以上应报告医师再做处理<br>应排空大小便 |
| 治疗时 | 取仰卧位，除去义齿、发夹、眼镜，松解领扣及裤带<br>配合医护按顺序静脉给药 |
| 治疗后 | 治疗结束后进行监护，防止坠床和摔伤<br>意识恢复后可准备好的饮食，保证午、晚两餐全量摄入，以防影响下次治疗<br>如注射部位出现轻度或较重紫斑情况应立即报告医护及时处理 |

## 第三节　临床检查告知程序

### 一、尿便常规标本采集告知程序

| | |
|---|---|
| 采集目的 | 检查尿液、粪便的成分性质<br>协助医师诊断治疗 |
| 采集前准备 | 用物：容器、检查单（床号、姓名），必要时备便盆、尿壶等<br>环境：安静、隐蔽的地方<br>心理：请放松，护士将尽最大的努力减轻患者的痛苦 |
| 正确采集 | 请留取清晨第一次尿，因晨尿浓度较高，检验结果准确<br>注意不可将粪便混于尿液中，粪便中的微生物可使尿液变质<br>女患者月经期不宜留取尿标本<br>昏迷或尿潴留患者通过导尿术留取标本。留置导尿术，夹管 15～30min，消毒尿袋上方，以 10ml 空针抽取尿液取标本 |
| 采集后 | 尽快送出标本（半小时内）<br>以免放置过久影响检验结果 |

二、留取痰标本告知程序

| | |
|---|---|
| 目　的 | 辅助诊断呼吸系统疾病的病因<br>做疗效观察<br>判断预后 |
| 时　间 | 清晨<br>遵医嘱告知留取痰液标本天数（一般连续留取三天） |
| 方　法 | 自然咳痰法<br>先用清水漱口数次<br>用力咳出气管深处痰液 |
| | 告知盛于专用容器中<br>将容器盖盖好<br>连同化验单交予护理人员 |
| 注意事项 | 用清水漱口以免口腔杂菌污染<br>尽量避免或减少混入唾液和鼻咽部分泌物<br>咳痰困难者，可采用生理盐水超声雾化吸入或口服祛痰剂 |

三、静脉采血告知程序

| | |
|---|---|
| 采血目的 | 检查血液中血球、血浆、血型、抗原及各种化学成分变化<br>协助诊断、治疗<br>判定患者病情进展程度<br>检查血清中药物浓度、作为调整剂量的参考 |

| | |
|---|---|
| 采血前准备 | 采血局部清洁，环境整洁、宽敞、明亮<br>告知患者禁饮食 8～10h<br>请放松，护士将尽最大的努力减轻患者的痛苦 |
| 采血时 | 卷起衣袖，暴露肘部静脉<br>扎止血带（松紧适宜），使静脉充盈<br>按无菌技术原则操作，以防感染<br>告知患者握拳，采血完毕后松拳<br>若静脉不明显，可辜至于白局黼脉或将手臂型多，赤哥用温热毛巾敷于局部，以帮助扩张静脉 |
| 采血后 | 按压穿刺点 3～5min 至出血停止，防止发生血肿<br>将血滞翊墅彰撤入，以免血昧跛晌勤黜<br>若为抗凝试管，轻轻摇动 8～10 次 |

四、葡萄糖耐量、胰岛素释放、C－肽试验告知程序

| | |
|---|---|
| 检验目的 | 对疑似糖尿病进行诊断<br>C-肽水平测定有助于了解胰岛β细胞功能（包括储备功能） |
| 试验前 | 试验前 3 天进食碳水化合物≥300g / d<br>试验前一天晚餐后禁食，禁食至少 1 0h |
| 试验当日 | 清晨进行，静脉抽取空腹血<br>口服 50%葡萄糖 75g 或 100g（2 两）馒头，5min 内完成<br>服后 1h、2h、3h 分别静脉采血<br>试验过程中禁用降糖药物 |
| 试验结束 | 告知取化验结果的时间 |

## 五、皮质醇节律及地塞米松抑制试验告知程序

| | |
|---|---|
| 检验目的 | 鉴别是否皮质醇增多症<br>鉴别皮质醇增多症的原因 |
| 抽血前 | 告知患者卧床休息 |
| 第一日 | 8Am-4Pm-12 心静脉采血测血浆皮<br>同时留 24h 尿，测定尿 17 羟-17 酮 |
| 第二、三日 | 口服地塞米松 0.5mg，Q6h<br>连服两日 |
| 第四日 | 8Am 静脉采血测血浆皮质醇<br>同时留 24h 尿，测定尿 17 羟-17 酮 |
| 第五，六日 | 口服地塞米松 2mg，Q6h<br>连服两日 |
| 第七日 | 8Am 静脉采血测血浆皮质醇<br>同时留 24h 尿，测定尿 17 羟-17 酮 |
| 试验结束 | 告知取化验结果的时间 |

## 六、采集动脉血行血气分析告知程序

| | |
|---|---|
| 目的和意义 | 判断病情严重程度，有助于了解病情、鉴别诊断、观察疗效和估计预后<br>反映出机体的酸碱状态，电解质紊乱的情况，便于及时纠正<br>对患者的通气功能，换气功能主要是缺氧和二氧化碳潴留情况，指导氧疗调节机械通气参数 |

| | |
|---|---|
| 适应证 | 各种原因所致的呼吸衰竭<br>心肺复苏<br>急慢性呼吸衰竭行机械通气的患者 |
| 操作 | 向患者做必要的说明和解释，以取得配合；必要时用0.5%的利多卡因0.25ml做穿刺部位的局部麻醉<br>血气分析以动脉血为主，一般选用桡动脉、股动脉、肱动脉、足背动脉。根据动脉所在的部位、搏动感强弱以及患者的情况决定选择其一<br>若穿刺桡动脉，让患者的手放在毛巾卷上并保持过伸位；若穿刺股动脉，患者取平卧位，穿刺侧大腿略外展外旋<br>穿刺部位保持同一姿势 |
| 操作后注意事项 | 无菌纱布或棉球重压穿刺部位10～15min，勿揉，以防出血或血肿<br>如有凝血机制障碍或服用抗凝剂、溶栓治疗的患者应延长压迫时间直至确无出血方可松手离开<br>一份血气分析的报告，只反映在特定时间里的患者情况 |

## 七、超声检查告知程序

| | |
|---|---|
| 目的及特点 | 操作简便、无创<br>可显示较小病灶，进行多方位观察<br>可多次重复检查 |
| 检查前准备 | 胆囊、胰腺检查前需空腹8～12h，前一天晚清淡饮食<br>膀胱、输尿管、妇科、产科及早孕者，需使膀胱充盈 |
| 操作时 | 取仰卧位或侧卧位配合检查<br>放松身体 |

| | |
|---|---|
| 操作后 | 擦净传导胶<br>取结果 |

八、X 线检查告知程序

| | |
|---|---|
| 目的及特点 | 操作方便，费用低廉，不受体位限制<br>协助临床诊断，立即得到检查结果<br>透视常用于胸、腹、四肢等部位<br>可直接观察肺、心脏、大血管和膈肌等器官的形态和功能<br>腹部脏器一般不作透视检查，但急腹症时肠内发生密度变化，透视检查可明确诊断<br>四肢透视检查适用于骨折、脱位的整复或金属异物的定位 |
| 检查前 | 摘下项链、怀表、挂件、钢笔<br>不穿金属挂件衣物 |
| 检查中 | 配合检查，根据检查人员要求采取适当的姿势 |
| 检查后 | 嘱患者休息<br>取检查结果 |

九、口服胆囊造影告知程序

| | |
|---|---|
| 目的及特点 | 观察胆囊排泄胆汁的功能<br>观察有无胆囊病变；有胆石症而胆囊平片无阳性发现者 |
| 造影前 | 前两天应进不渣、少产气的食物，禁用导泻剂<br>前一天中午进高脂肪食物，晚餐后服药禁食 |

| | |
|---|---|
| | 检查当天空腹，必要时清洁灌肠 |
| 检查中 | 消除紧张情绪，配合检查<br>口服造影剂，12～16h拍第一张片，如胆囊显影良好，服高脂餐，30min后拍片观察胆囊收缩及胆管充盈情况 |
| 检查后 | 嘱患者休息，取结果 |

十、术后“T”管胆道造影告知程序

| | |
|---|---|
| 目的及特点 | 了解术后有无残留结石及胆道通畅情况 |
| 禁忌证 | 夹管试验有腹痛、腹胀，恶心，黄疸等症状者，防止严重胆道感染<br>碘过敏者<br>心肾功能严重损害者 |
| 造影前准备 | 体位：头低30°，仰卧位<br>碘过敏试验：将一滴造影剂滴入眼内，5～10min后观察有无结膜充血、水肿<br>备好造影剂 |
| 造影中 | 注射造影剂，拍片<br>检查过程中注意扶持，以免坠床<br>一旦出现不适症状，及时告知医护人员 |
| 造影后 | 开放引流24h，以便将造勖裑充分引出体外，以免引起不适 |

十一、静脉肾盂造影告知程序

| | |
|---|---|
| 目的及特 | 使尿路各部位显影 |

| | |
|---|---|
| 点 | 确定结石部位，了解有无隐性结石 |
| 造影前准备 | 碘过敏试验：将一滴造影剂滴入眼内，5～10min 后观察有无结膜充血、水肿<br>造影前晚服缓泻剂（番泻叶 6～9g），清洁肠道，避免肠内容物干扰显影<br>禁饮食 12h，使患者处于一种轻度脱水状态，有利于造影剂的浓缩，使肾盂、肾盏显影良好<br>造影前排净尿液，利于膀胱显影 |
| 造影拍片 | 体位：仰卧，腹部加压迫带以阻止两侧输尿管通路<br>静脉注射含碘造影剂 20ml<br>分别于注射后 5、15、30、45min 摄片，需要时延长时间<br>30 分后解除腹部压迫带 |
| 造影后 | 嘱患者休息<br>多饮水，以补充水分，促使存留的造影剂尽快排出 |

## 十二、CT 检查告知程序

| | |
|---|---|
| 目的及特点 | 反映各器官和组织对 X 线的吸收程度<br>提供各器官横断面图像，协助临床诊断 |
| 检查前准备 | 腹部 CT 需禁饮食 8～12h<br>盆腔 CT 需清洁肠道，使膀胱充盈<br>摘下手表、项链等金属挂件 |
| 检查中 | 配合检查，观察其反应 |
| 检查后 | 嘱患者休息<br>需做增强者做药物过敏试验，过敏试验阴性者做增强 CT，皮试验阳性者禁做<br>告知领取检查结果时间 |

十三、磁共振成像检查（MRI）告知程序

| | |
|---|---|
| 目的和特点 | 反应组织的病理生理及功能变化<br>无放射性损伤 |
| 禁忌证 | 装有心脏起搏器、胰岛素泵<br>装有人工心脏瓣膜、人工角膜<br>动脉瘤术后、止血夹或人工听骨<br>体内有金属异物者（手术银夹、人造关节等） |
| 检查前准备 | 需做胆道成像者检查前禁食、禁水<br>摘下手表、项链、义齿及金属挂件 |
| 检查中 | 配合检查，有不适及时通知医护人员 |
| 检查后 | 嘱患者休息<br>告知取结果时间 |

十四、同位素检查告知程序

| | |
|---|---|
| 目的及特点 | 不影响正常的生理过程而显示体内器官的形态和功能<br>操作简单、无痛苦、无放射性损害<br>可短期内重复观察病情变化 |
| 检查前准 | 静息心肌显像：检查前空腹，带酸奶<br>静息核素心室造影：检查前空腹<br>负荷心肌显像：检查前空腹，带酸奶，需停服普萘洛尔、维拉帕米 48h，硝酸异山梨酯 24h，硝酸甘油 4h |

| | |
|---|---|
| 备 | 负荷核素的心室造影：需停服普萘洛尔、维拉帕米 48h，硝酸异山梨酯 24h，硝酸甘油 4h<br>肾形态显像：检查空腹，停卡托普利、依那普利及利尿剂 7 天以上，带水 800ml<br>骨显像：带水 500～1000ml，保持衣物清洁<br>消化道出血显像：最好出血期检查，不用或少用止血药<br>儿童接受核医学显像，需接受水合氯醛灌肠及静脉液路 |
| 检查中 | 配合检查，有不适及时通知医护人员 |
| 检查后 | 嘱患者休息<br>告知取结果时间 |

十五、心电图（ECG）检查告知程序

| | |
|---|---|
| 目的及特点 | 简单、实用的无创性检查<br>应用微电极技术从身体表面将心脏的电活动引导出来<br>对某些疾病特别是心血管病的诊断有重要价值 |
| 检查前准备 | 屏风遮挡<br>取下身上首饰、手表等金属物<br>清洁皮肤、拭去污垢，增加良好接触性，避免干扰 |
| 检查中 | 请勿随意移动身体，以免干扰影响结果<br>避免接打手机、电话，以免干扰影响结果 |
| 检查后 | 摘除电极后擦净传导胶<br>撤去屏风，协助患者穿好衣服<br>取检查结果 |

十六、脑电图检查告知程序

| | |
|---|---|
| 目的及意义 | 通过脑电波描记大脑皮层的神经节活动<br>可作为某些疾病（颅脑损伤、癫痫、脑血管疾病）的检查 |
| 检查前准备 | 三天内停用镇静药和抗癫痫药<br>洗头，饱餐，利于清楚描记脑电波 |
| 检查中 | 坐位或卧位，头部不要活动<br>接电极对于患者无任何伤害，解除患者恐惧心理<br>放松，做睁眼动作、深呼吸运动 |
| 检查后 | 观察记录反应<br>取结果 |

十七、胃镜检查告知程序

| | |
|---|---|
| 目的及特点 | 可直接看到空腔器官及间隙病变<br>可早期发现容易漏诊的病变<br>可做息肉摘除、取异物、止血或进行活组织检查 |
| 检查前准备 | 解释检查的注意事项，以消除顾虑，密切配合<br>术前禁食、禁水 8～12h，做心电图、胸透，家属陪同<br>有义齿者应先取出 |
| 配合检查 | 请放松，注意反应，必要时取活检 |
| 检查后 | 2h 内禁食、禁水<br>普通胃镜咽喉部麻醉消失后进温凉半流食<br>无痛胃镜检查后禁止马上开车、骑车，禁食辛辣食品及含酒精成分饮品 |

| | |
|---|---|
| | 取结果 |

十八、结肠镜检查告知程序

| | |
|---|---|
| 目的及特点 | 可直接看到空腔器官及间隙病变<br>可早期发现容易漏诊的病变<br>用于内镜治疗某些疾病或进行活组织检查 |
| 检查前 | 术前三天进软食<br>前一天晚上进流食，口服果导片 4 片<br>检查当天 7 点口服甘露醇 1000ml+生理盐水 500ml<br>检查当天 8~9 点口服恒康正清电解质散 2 盒+水 2000ml，晨、中午禁食，可进水<br>术前 15～30min 给予镇静剂 |
| 检查中 | 张口呼吸，利于肌肉放松 |
| 检查后 | 检查后 2h 可进少渣饮食，连续 3 日<br>嘱患者去厕所排气，注意休息<br>观察腹部体征及大便情况，化验粪便隐血连续 3 次<br>观察有无出血、穿孔等并发症，发现异常及时告知医护人员采取相应措施<br>3 天内不宜做钡灌肠检查，以防穿孔 |

十九、纤维支气管镜检查术告知程序

| | |
|---|---|
| 适应证 | 胸部 X 线阴影原因不明、肺不张、阻塞性肺炎、支气管狭窄或阻塞症<br>可疑异物或肿瘤 |

| | |
|---|---|
| | 确定咯血原因及出血部位<br>各种局部治疗 |
| 禁忌证 | 严重肝肾功能不全<br>严重心肺功能不全<br>主动脉瘤有破裂危险<br>近期有哮喘发作或大咯血<br>凝血功能障碍<br>麻醉用药过敏 |
| 检查前准备 | 消除紧张情绪，积极配合必要的体格检查<br>术前 4h 禁饮食<br>术前半小时予常规术前用药 |
| 检查中 | 情绪稳定<br>仰卧位，不能取半卧或半坐位<br>配合医师行深吸气、咳嗽等动作 |
| 检查后注意事项 | 禁食 2h，2h 后进温凉流质或半流质饮食<br>轻咯出血液或痰液<br>半小时内减少说话<br>发现出血量较多、气急、呼吸困难要及时通知医护人员 |

## 二十、膀胱镜检查告知程序

| | |
|---|---|
| 目的及意义 | 观察尿道、膀胱内部及输尿管口有无病灶存在<br>钳取疑似病变的组织做病理检查<br>取出输尿管结石或膀胱结石 |

| | |
|---|---|
| | 实行逆行肾盂造影 |
| 操作前 | 嘱患者清洗外阴，检查当日多饮水<br>向患者宣教，以取得合作，减轻焦虑、紧张<br>检查过程中要保持安静，避免突然动作造成损伤<br>来检查时带 B 超，X 线等检查资料<br>告知可能出现并发症（泌尿系统感染、出血）<br>签知情同意书<br>询问患者有无药物过敏史（局麻药、造影剂等）嘱患者排空膀胱 |
| 操作时 | 体位：患者取膀胱截石位<br>常规消毒会阴部、尿道外口（必要时行尿道表面麻醉）<br>指导患者深呼吸，以减轻不适感 |
| 操作后 | 协助患者穿衣<br>禁止马上站立 |
| 健康指导 | 嘱患者检查后可卧床休息一段时间，避免眩晕<br>检查后大量饮水，以起到自然冲洗膀胱的作用<br>遵医嘱服抗生素 1～3 日<br>不适随诊 |

## 二十一、尿流动力学检查告知程序

| | |
|---|---|
| 目的及意义 | 将患者下尿路症状的主诉用图和数字表现出来<br>为患者的痛苦提供病理、生理学的解释<br>尿流率检测排尿期膀胱排出力量与尿道阻力相互作用<br>完全期膀胱测压的目的是了解贮尿期与排尿期、 |

| | |
|---|---|
| | 逼尿肌与尿道的功能 |
| 检查前 | 检查前一日口服抗生素<br>清洗会阴部<br>大量饮水<br>憋尿 200～400ml<br>签知情同意书 |
| 检查中 | 体位：患者取膀胱结石位<br>常规消毒会阴部及尿道外口，留置膀胱测压管和腹腔测压管<br>嘱患者放松，深呼吸，积极配合检查<br>检查中配合检查人员说出膀胱不断充盈出现的感觉<br>需做漏尿点压力测定时做增加腹压的动作<br>如有不适及时告知医护人员 |
| 枪查后 | 拔除尿管，协助患者穿衣<br>嘱患者多饮水，遵医嘱口服抗生素<br>如出现尿痛、发热等不适及时就诊 |

二十二、咽拭子标本采集告知程序

| | |
|---|---|
| 目的 | 取患者咽部及扁桃体分泌物做细菌培养 |
| 操作前 | 了解患者病情、口腔黏膜和咽部感染情况<br>向患者解释，取得配合 |
| 操作时 | 核对医嘱，做好准备<br>让患者用清水漱口，然后让患者张口发“啊”音，必要时使用压舌板<br>取出培养管中的拭子轻柔、迅速地擦拭两腭弓、咽及扁桃体 |

| | |
|---|---|
| | 试管口在酒精灯火焰上部消毒<br>将拭子插入试管中，塞紧瓶塞<br>注明标本留取时间，及时送检 |
| 操作后 | 告知患者检查目的、采集方法、采集时间 |
| 注意事项 | 操作过程中，应注意瓶口消毒，保持容器无菌<br>最好在使用抗菌药物治疗前采集标本 |

## 第四节　急救操作与介入治疗告知程序

### 一、心电监护告知程序

| | |
|---|---|
| 心电监护目的 | 动态连续监测生命体征<br>随时了解病情变化 |
| 并发症 | 粘贴电极片部位发生皮肤过敏 |
| 操作前指导 | 保持安静，协助患者取平卧位、半卧位或高枕卧位<br>协助患者解开上衣，暴露胸部<br>清洁皮肤，胸部体毛多者需剃毛<br>用电极片上小砂轮轻轻摩擦皮肤，以去除角质层和油脂增加导电性 |
| 监护过程中 | 电极片粘贴处过敏时应及时更换<br>告知清醒患者不能活动过多，不能接打移动电话<br>观察患者皮肤的潮湿程度，保证监护的连续性<br>监护导联线妥善固定于身体一侧，防止牵拉、扭曲、折断 |
| 停用指征 | 生命体征平稳<br>病情稳定<br>根据医嘱停止心电监护 |
| | 清洁患者胸部皮肤 |

| | |
|---|---|
| 操作后 | 告知患者避免受凉、疲劳及过度劳累<br>协助整理床单位 |

二、电除颤告知程序

| | |
|---|---|
| 电除颤的目的 | 终止异位心律<br>恢复窦性心律 |
| 并发症 | 灼伤皮肤、心律失常、心肌损害<br>少数患者可见呼吸抑制、栓塞及急性肺水肿 |
| 操作前 | 去枕平卧于硬板床上<br>协助患者解开上衣，暴露胸部<br>检查并去除金属及导电物质<br>告知家属及其他人远离病床、患者，以免触电<br>立即除颤 |
| 终止指征 | 恢复窦性心律 |
| 操作后 | 给患者清洁胸部皮肤<br>整理床单位<br>继续心电监护，严密观察患者呼吸、血压、心率及心律变化 |

三、电动洗胃告知程序

| | |
|---|---|
| 洗 胃 的 目的 | 迅速清除胃内毒物<br>利用吸引原理排出胃内容物 |
| | 食管及胃黏膜损伤、穿孔、出血 |

| | |
|---|---|
| 并发症 | 急性胃扩张、反射性地引起呼吸、心搏骤停<br>吸入性肺炎或胃内容物反流而致窒息 |
| 操作前 | 向患者及家属告知洗胃的目的，使患者积极配合操作<br>请患者或家属在知情同意书上签字<br>取左侧卧位<br>取下活动的义齿 |
| 操作中 | 至咽喉部时，清醒合作者请做吞咽动作<br>如有不适，做深呼吸<br>感觉腹痛、虚脱时立即告知护士 |
| 停止指征 | 反复洗胃，直至流出液澄清无味为止<br>如洗出血性液时，立即停止洗胃，报告医生 |
| 操作后 | 协助取舒适卧位：侧卧或平卧位，头偏向一侧<br>清洁面部<br>做好输液前准备 |

## 四、清创缝合告知程序

| | |
|---|---|
| 告知目的 | 促进伤口愈合<br>预防感染 |
| 并发症 | 潜在的感染<br>瘢痕 |
| 缝合前准备 | 暴露伤口部位<br>清洁消毒、剔除毛发、预防感染<br>清创缝合过程中如有不适，及时告知 |

| | |
|---|---|
| | 缝合后清洁周围血迹 |
| 注射破伤风抗毒素 | 向患者或家属了解既往用药史、过敏史、家族史<br>注射目的：避免破伤风杆菌感染<br>注射完毕，必须再观察20min后方可离开如有不适，及时告知<br>对破伤风皮试阳性而必须注射者，告知脱敏疗法的目的及方法 |
| 术后安全告知 | 根据医嘱定时换药、复查<br>注意伤口部位的变化及全身感染征象<br>石膏或夹板固定者，注意肢体末梢循环情况 |

## 五、使用呼吸机告知程序

| | |
|---|---|
| 目　的 | 减少呼吸功能的消耗<br>缓解呼吸肌疲劳<br>改善气体交换 |
| 连接方式 | 面罩<br>气管插管或气管切开 |
| 建立人工气道时的配合 | 不要移动或改变体位<br>如有不适，及时反映 |
| 非语言交流方法 | 手势<br>图示<br>写字 |
| 心理指导 | 主动亲近患者，给予精神鼓励<br>及时听取、满足患者的需求 |

| | |
|---|---|
| | 尊重和关心患者，以缓解其焦虑、恐慌的心理反应 |

六、“萨勃”心肺复苏机使用告知程序

| | |
|---|---|
| 进行抢救准备 | 告知患者家属使用目的：可自动、准确进行<br>协助患者取平卧位<br>解开患者衣扣，暴露胸部 |
| 徒手心肺复苏连接萨勃装置 | 插入底板<br>保护颈部<br>畅通气道 |
| 操作中 | 打开开关，进行自动机械心肺复苏<br>注意保暖，保护患者隐私<br>观察病情：观察瞳孔、意识情况<br>观察监护仪、心电图有无改善<br>观察面色、皮肤等改善情况 |
| 撤机 | 为患者取舒适卧位，穿好衣服<br>整理床单位<br>整理用物 |

七、输液泵使用告知程序

| | |
|---|---|
| 使用目的 | 使用输液泵可均匀、精确用药 |
| 操作前 | 向患者解释<br>嘱患者排尿 |

| | |
|---|---|
| | 取舒适卧位 |
| 操作中 | 将输液器安装到输液泵上，调定各项指标<br>告知患者及家属不要碰撞、触摸仪器<br>保持输液时肢体位置妥当、勿多动<br>告知患者及家属护士巡视病房时间<br>输液过程中，如出现疼痛等不适感觉及时通知护士<br>保证使用的连续性，若输液泵报警，尽快进行检查并调试 |
| 操作后 | 撤输液泵<br>为患者取舒适卧位<br>整理用物 |

八、血氧饱和度监测告知程序

| | |
|---|---|
| 使用目的 | 监测患者机体组织缺氧状况 |
| 操作前 | 了解患者身体状况、意识状态、吸氧流量<br>向患者解释监测目的及方法，取得患者合作<br>评估局部皮肤或者指（趾）甲情况<br>评估周围环境光照条件，是否有电磁干扰 |
| 操作中 | 准备好脉搏血氧饱和度监测仪，或者将监测模块及导线与多功能监护仪连接，检测仪器功能是否完好<br>清洁患者局部皮肤及指（趾）甲<br>将传感器正确安放于患者手指、足趾或者耳廓处，使其光源透过局部组织，保证接触良好<br>根据患者病情调整波幅及报警界限 |

| | |
|---|---|
| | 告知患者不可随意摘取传感器<br>告知患者和家属避免在监测仪附近使用手机，以免干扰监测波形 |
| 操作后 | 观察监测结果，发现异常及时报告医师<br>下列情况可以影响监测结果：患者发生休克、体温过低、使用血管活性药物及贫血等。周围环境光照太强、电磁干扰及涂抹指甲油等也可以影响监测结果<br>注意为患者保暖，患者体温过低时，采取保暖措施<br>观察患者局部皮肤及指（趾）甲情况，定时更换传感器位置 |

## 九、血管内药物灌注术告知程序

概念：是经外周动脉穿刺、插管至病变部位，注入药物；注入抗癌药物作恶性肿瘤的区域性化疗；注入抗凝药物治疗胃肠道出血或注入溶栓药物、扩血管药物改善局部血液循环。

| | |
|---|---|
| 心理指导 | 介绍手术的基本方法和疾病相关知识<br>让患者做好配合手术的思想准备<br>解除恐惧、紧张心理 |
| 术前准备 | 通知手术时间<br>备皮，充分清洁术周皮肤及剃去毛发，预防切口感染<br>术前 4 小时禁食、禁水，预防患者在术中发生呕吐产生窒息 |
| 术后指导 | 注意生命体征变化<br>术后 24 小时采取平卧位<br>伤口加压包扎，注意有无穿刺处出血、渗血，如有及时通知医护人员<br>穿刺侧肢体足背动脉搏动及皮肤温度的观察 |

| | |
|---|---|
| 活动指导 | 24 小时后下床<br>解除加压包扎，恢复日常活动；如生活自理可适当室内活动 |
| 饮食指导 | 多食高蛋白、高热量、富含维生素的食物，如鸡、鱼、牛奶、水果、蔬菜等 |
| 健康指导 | 保持愉悦心情，可进行适当的体育锻炼<br>若是肿瘤患者，要定期到医院复查 |

## 十、血管栓塞术告知程序

概念：是经动脉或静脉内导管将人工栓塞剂注入病变器官的血管内，使之发生闭塞，中断血供，达到控制出血、治疗肿瘤及血管病变的目的。

| | |
|---|---|
| 心理指导 | 让患者做好配合手术的思想准备<br>解除患者恐惧、紧张心理 |
| 术前准备 | 通知手术时间，介绍手术的基本方法<br>备皮，预防切口感染，详见备皮告知程序<br>术前 12h 禁食、术前 4h 禁水，预防患者在术中发生呕吐产生窒息或吸入性肺炎 |
| 术后指导 | 术后生命体征监测，平卧 24h<br>伤口加压包扎，注意有无穿刺处出血、渗血，如有及时通知医护人员<br>观察穿刺侧肢体足背动脉搏动及皮肤温度<br>24h 后下床活动，解除加压包扎，恢复正常活动；如生活自理可适当的室内活动 |
| 饮食 | 术后 2h 禁食、流食及软食，禁忌奶制品，避免引起腹胀<br>第 2 天进少油零食；化疗期间食欲减弱，避免油腻食物影响食欲 |
| 伴发热者 | 询问患者的感受，指导患者物理降温的方法，或遵医嘱给予药物降温并告知 |

| | |
|---|---|
| | 用药目的——降温 |
| 局部皮肤疼痛或坏死者 | 给予患者语言上的安慰<br>遵医嘱给予药物治疗，向患者告知用药目的（止痛、改善局部循环）<br>有皮肤坏死者，应局部换药，告知患者采取合适的体位避免局部受压，影响血液循环 |
| 健康指导 | 多食高蛋白、高热量、富含维生素的食物，如鸡、鱼、牛奶、水果、蔬菜等<br>肿瘤患者定期到医院复查 |

## 十一、血管扩张及成形术告知程序

概念：经外周动脉、静脉穿刺、插管并行至病变部位造影，了解狭窄部位、范围和程度之后，送入球囊导管进行扩张并置入内支架，达到改善循环的目的。

| | |
|---|---|
| 心理护理 | 介绍手术的基本方法<br>让患者做好配合手术的思想准备，解除患者的恐惧、紧张心理 |
| 术前准备 | 手术时间<br>备皮，充分清洁术野皮肤及剃去毛发，预防切口感染，详见备皮告知程序<br>术前 12h 禁食、术前 4h 禁水，预防患者在术中发生呕吐产生窒息或吸入性肺炎 |
| 术后指导 | 术后生命体征监测，平卧 24h<br>伤口加压包扎，注意有无穿刺处出血、渗血，如有及时通知医护人员<br>观察穿刺侧肢体足背动脉搏动及皮肤温度<br>24h 后下床活动，解除加压包扎，恢复日常活动；如生活自理可适当室内活动 |
| 饮食 | 术后 2h 禁食、流食及软食，禁忌奶制品，避免引起腹胀 |

| | |
|---|---|
| | 第 2 天进普食 |
| 伴腹水者 | 观察并记录尿量<br>测量腹围，了解腹围缩小程度，与患者交流使其配合<br>询问患者腹围减小后食欲有无改善 |
| 肢体肿胀者 | 抬高患肢，促进血液循环<br>避免热敷，以免烫伤<br>观察肿胀减轻程度 |
| 健康指导 | 口服抗凝药物 3～6 个月，并定时检测出凝血时间<br>多食富含维生素的食物，水果，蔬菜，多饮水<br>再次出现肢体肿胀、腹胀时及时到医院就诊 |

## 十二、食管成形术告知程序

概念：是经口、咽部送入扩张管，对狭窄的食管或贲门进行扩张并置入内支架，达到改善患者进食状况，保证正常营养摄入，提高患者的生活质量。

| | |
|---|---|
| 心理护理 | 介绍手术的基本方法<br>让患者做好配合手术的思想准备，解除患者的恐惧、紧张心理 |
| 术前准备 | 通知手术时间<br>术前 12h 禁食，4h 禁水，术前 30min 口服利多卡因胶浆<br>取下义齿 |
| 术后指导 | 注意生命体征观察<br>平卧半日后可下床活动<br>观察有无呕吐、胸痛及呼吸异常，如有异常及时通知医护人员，防止并发症发生 |

| | |
|---|---|
| 饮食 | 术后 3～6h 可进流食<br>半月内禁冷饮，禁食粗纤维食物，如青菜、韭菜等 |
| 健康指导 | 咽痛时用漱口液或盐水漱口<br>嘱患者卧床休息<br>遵医嘱给予止血药物<br>补液，防止水电解质失衡<br>如出现黑便，观察并记录黑便的次数及量<br>进食时宜细嚼慢咽，忌大口吞咽粗纤维及过硬食物，避免饱食，以免使食管支架发生移位<br>定期复查胸片，检查食管支架状况。如胸部疼痛时，及时到医院就诊 |

## 十三、胆道引流术告知程序

概念：是采用经皮肝穿刺法，将导管送至狭窄的胆管内，球囊扩张并置入引流管，缓解胆道梗阻症状，延缓患者生命，并可为进一步手术创造条件。

| | |
|---|---|
| 心理护理 | 简要介绍手术的基本方法，让患者做好配合手术的思想准备，解除患者的恐惧紧张心理 |
| 术前准备 | 通知手术时间<br>备皮，充分清洁术野皮肤及剃去毛发，预防切口感染，详见备皮告知程序<br>术前 12h 禁食、4h 禁水，预防患者在术中发生呕吐产生窒息和吸入性肺炎 |
| 术后指导 | 观察生命体征变化<br>观察引流胆汁颜色、性质、质量并协助护士进行记录保持伤口清洁、干燥，如出现渗血、渗液及时通知医护人员<br>保持引流管的通畅，避免受压、扭曲、堵塞，观察穿刺伤口有无渗液、渗血 |

| | |
|---|---|
| | 如出现腹痛加剧应及时通知医护人员 |
| 体位指导 | 根据患者的舒适情况而定，但要注意引流管的通畅 |
| 饮食 | 无特殊禁忌，多饮水 |
| 健康指导 | 保持愉悦心情<br>保持引流管的通畅、伤口的清洁，更换引流袋，引流管发生引流不畅时及时到医院检查 |

## 十四、椎体成形术告知程序

概念：是在影像增强装置监视下，经皮穿刺向骨内注射骨水泥，治疗脊柱溶骨性破坏及钙缺失病变的一种新技术。

| | |
|---|---|
| 心理护理 | 让患者做好配合手术的思想准备，解除患者的恐惧紧张心理 |
| 术前准备 | 通知手术时间<br>术前一天口服镇静剂，术前半小时肌注镇静剂<br>禁食、禁水，预防患者在术中发生呕吐产生窒息<br>介绍手术的基本方法 |
| 术后指导 | 监测生命体征<br>观察疼痛有无缓解<br>观察有无出现手术椎体并发症及神经系统症状 |
| 饮　食 | 无特殊禁忌 |
| 体位指导 | 根据患者的舒适情况而定 |
| 健康指导 | 卧硬板床休息 2～3 周，逐渐下床活动<br>可进行日常活动及适当的体育锻炼<br>疼痛加剧时及时去医院就诊 |

## 十五、先天性心脏病介入封堵术告知程序

概念：经静脉途径将封堵器送入心脏相应部位来治疗动脉导管未闭、继发孔性房间隔缺损以及室间隔缺损等先天性心脏病的一种非开胸的方法。目前国内外普遍应用的是Amplatzer法及可控弹簧栓子法。

| | |
|---|---|
| 心理护理 | 让患者做好配合手术的思想准备，解除患者的恐惧紧张心理 |
| 术前准备 | 完善术前准备<br>适当卧床休息<br>通知手术时间，备皮，术日禁饮食<br>注意保暖，预防感冒<br>练习床上大小便 |
| 术后指导 | 平卧位，患肢制动20h<br>防止患肢伤口渗血，穿刺处压沙袋4～6h<br>观察末梢循环<br>防止发生尿潴留<br>给予皮下注射抗凝药物<br>术后第三日口服抗凝药物<br>早期下床活动<br>增加肠蠕动，促进食欲<br>术后第二日离床适当活动<br>防止发生患肢股动脉出血<br>增加肺通气，促进肺膨胀 |
| 饮食 | 术后2h进饮食<br>给予高蛋白、高维生素饮食，如牛奶，水果等 |
| | 加强营养，易食高蛋白，高维生素饮食，如牛奶，鱼类，水果 |

| | |
|---|---|
| 健康指导 | 休息三个月，活动适度，按时服药<br>三个月复查 |

## 第五节　患者入 / 出院告知程序

### 一、入院告知程序

| | |
|---|---|
| 生活指导 | 由接诊护士介绍，小件物品暂存处<br>介绍医院环境、餐饮部、休息室<br>开水房的位置、每日供应开水的时间<br>病房内不可使用大功率电器<br>病房内不可吸烟及高声喧哗<br>冬天晚九点、夏天晚十点熄灯休息<br>每日八时配餐员到床前预订次日饭菜，并送到床前<br>住院后不允许请假或随意离开病房<br>婴幼儿、老年患者、精神障碍者须留陪护<br>告知陪侍证件办理的具体程序<br>告知探视的具体时间<br>遇到紧急情况，如火灾，听从指挥，不可乘坐电梯，就近向安全通道疏散<br>病房护士接待，安置床位，介绍主管医生及责任护士、科主任、护士长<br>介绍床单的设施，呼叫器、床档的使用 |
| 诊疗指导 | 定期去护理站查询住院费用，不足及时续缴押金，避免影响治疗和护理<br>住院期间积极配合医生和护士的工作<br>每日查房时，及时将医疗问题告知主管医生帮助解决<br>护理问题随时、尽早告知责任护士帮助解决<br>为保证病员休养，尽量少留或不留陪侍人员，根据病情需要医护人员会酌情 |

| | |
|---|---|
| | 增加陪侍人员<br>患者不可乱闯病房，防止交叉感染<br>护士每日发放清单，请核对后签字，如有疑问及时向责任护士询问<br>医生询问病史时，请如实反映 |
| 心理指导 | 熟悉病房环境，熟悉病房设施<br>适应患者角色，正确对待疾病，积极配合医疗和护理工作<br>通过与医务人员沟通，了解疾病的相关知识，消除恐惧紧张<br>主动找家人或朋友倾诉，排除不良情绪<br>将同室病友介绍相互认识，介绍治疗效果好的病例，增强患者康复的信心 |
| 注意事项 | 住院期间不能擅自离院，独自行走或外出时（检查、在卫生间），出现体力不支或其他需求要及时向医务人员求助<br>注意财产保管，各床陪侍间相互熟悉，禁止陌生人入室<br>病室管理，贵重物品保管，防火防盗等安全防护<br>住院期间不贪小便宜，防止上当受骗<br>防止坠床、摔倒、碰撞等意外伤害<br>住院期间如遇到任何事情请及时向医护人员求助 |

## 二、出院告知程序

| | |
|---|---|
| 一般告知 | 根据主管医师意见责任护士提前一日告知患者出院的时间<br>介绍核对账目，如有疑问及时解决<br>准备齐入院期间所有的押金条<br>出院当日核对账目无误后，携带押金条及出院证<br>去办理出院手续的部门办理结账手续 |

| | |
|---|---|
| | 妥善保管出院证及各种单据 |
| 用药指导 | 讲明出院后所用药物的名称、用法、用量<br>讲明药物使用的疗程<br>出现症状后应及时就诊<br>药物用法及注意事项<br>药物使用的注意事项 |
| 饮食指导 | 根据疾病的要求做饮食告知<br>多数体弱的患者应进食高蛋白质、高热量、高维生素的饮食<br>若无需要控制饮水疾病的患者建议适当多饮水<br>如为糖尿病患者应介绍糖尿病饮食，并告知饮食控制对糖尿病患者的重要性<br>为保持大便通畅可多食富含纤维素的食物 |
| 运动指导 | 仔细阅读医生开出的出院证<br>按照医嘱进行运动指导<br>根据疾病的特点进行合理运动<br>运动量应循序渐进，逐渐增加活动的范围及量<br>运动中出现身体不适及时就医 |
| 功能锻炼 | 告知功能锻炼的目的是恢复各器官所固有的功能<br>强调自主性的功能锻炼<br>根据疾病的特点讲解功能锻炼的方法<br>锻炼时循序渐进，耐心细致<br>活动范围从小到大、速度由慢到快、次数由少到多 |
| 心理护理 | 讲解疾病的恢复过程，帮助患者树立战胜疾病的信心<br>调整情绪进行康复训练早日恢复健康<br>根据自己的兴趣、疾病的性质参加适当活动 |

| | |
|---|---|
| 注意事项 | 复诊时间根据疾病的性质决定<br>如出现身体不适、病情加重及时到医院复诊<br>留护理站的咨询电话，随时电话咨询<br>告知门诊医生的出诊时间，以便安排时间复诊<br>帮助整理物品<br>必要时备平车或轮椅送患者出院 |

## 第六节　普通护理程序

### 一、手卫生

一般洗手

（一）目的　去除手部皮肤污垢、碎屑和部分致病菌。

（二）实施要点

1. 洗手指征：

（1）直接接触患者前后。

（2）无菌操作前后。

（3）处理清洁或者无菌物品之前。

（4）穿脱隔离衣前后，摘手套后。

（5）接触不同患者之间或者从患者身体的污染部位移动到清洁部位时。

（6）处理污染物品后。

（7）接触患者的血液、体液、分泌物、排泄物、黏膜皮肤或者伤口敷料后。

2. 洗手要点：

（1）正确应用六步洗手法，清洗双手，也可以将洗手分为七步，即增加清洗手腕。

（2）流动水下彻底冲洗，然后用一次性纸巾 / 毛巾彻底擦干，或者用干手机干燥双手。

(3)如水龙头为手拧式开关,则应采用防止手部再污染的方法关闭水龙头。

（三）注意事项

1. 认真清洗指甲、指尖、指缝和指关节等易污染的部位。

2. 手部不佩戴戒指等饰物。

3. 应当使用一次性纸巾或者干净的小毛巾擦干双手,毛巾应当一用一消毒。

4. 手未受到患者血液、体液等物质明显污染时，可以使用速干手消毒剂消毒双手代替洗手。

外科手消毒

（一）目的

1. 清除指甲、手、前臂的污物和暂居菌。

2. 将常居菌减少到最低程度。

3. 抑制微生物的快速再生。

（二）实施要点

1. 外科手消毒指征：进行外科手术或者其他按外科手术洗手要求的操作之前。

2. 操作要点：

（1）修剪指甲、锉平甲缘，清除指甲下的污垢。

（2）流动水冲洗双手、前臂和上臂下 1 / 3。

（3）取适量皂液或者其他清洗剂按六步洗手法清洗双手、前臂和上臂下 1 / 3，用无菌巾擦干。

（4）取适量手消毒剂按六步洗手法揉搓双手、前臂和上臂下 1 / 3，至消毒剂干燥。

（三）注意事项

1. 冲洗双手时，避免水溅湿衣裤。

2. 保持手指朝上，将双手悬空举在胸前，使水由指尖流向肘部，避免倒流。

3. 使用后的海绵、刷子等，应当放到指定的容器中，一用一消毒。

4. 手部皮肤无破损。

5. 手部不佩戴戒指、手镯等饰物。

## 二、无菌技术

无菌持物钳的使用法

（一）目的　取用或者传递无菌的敷料、器械等。

（二）实施要点

1. 评估操作环境是否符合要求。

2. 检查无菌持物钳包有无破损、潮湿、消毒指示胶带是否变色及其有效期。

3. 打开无菌钳包，取出镊子罐置于治疗台面上。

4. 取放无菌钳时，钳端闭合向下，不可触及容器口边缘，用后立即放回容器内。

5. 标明打开日期及时间。

（三）注意事项

1. 无菌持物钳不能夹取未灭菌的物品，也不能夹取油纱布。

2. 取远处物品时，应当连同容器一起搬移到物品旁使用。

3. 使用无菌钳时不能低于腰部。

4. 打开包后的干镊子罐、持物钳应当 4 小时更换。

戴无菌手套法

（一）目的　执行无菌操作或者接触无菌物品时戴无菌手套，以保护患者，预防感染。

（二）　实施要点

1. 评估操作环境是否符合要求。

2. 选择尺码合适的无菌手套，检查有无破损、潮湿及其有效期。

3. 取下手表，洗手。

4. 按照无菌技术原则和方法戴无菌手套。

5. 双手对合交叉调整手套位置，将手套翻边扣套在工作服衣袖外面。

（三）注意事项

1. 戴手套时应当注意未戴手套的手不可触及手套的外面，戴手套的手不可触及未戴手套的手或者另一手套的里面。

2. 戴手套后如发现有破洞，应当立即更换。

3. 脱手套时，应翻转脱下。

取用无菌溶液法

（一）目的　保持无菌溶液的无菌状态。

（二）实施要点

1. 评估操作环境是否符合要求。

2. 对所使用的无菌溶液进行检查、核对。

3. 按照无菌技术要求取出无菌液体。

4. 手握标签面，先倒少量溶液于弯盘内，再由原处倒所需液量于无菌容器内，盖好治疗巾。

5. 取用后立即塞上橡胶塞，消毒瓶塞边缘。

6. 记录开瓶日期、时间，已打开的溶液有效使用时间是 24 小时。

（三）注意事项

1. 不可以将无菌物品或者非无菌物品伸入无菌溶液内蘸取或者直接接触瓶口倒液。

2. 已倒出的溶液不可再倒回瓶内。

无菌容器使用法

（一）目的　保持已经灭菌的物品处于无菌状态。

（二）实施要点

1. 评估操作环境是否符合要求。

2. 打开无菌容器时，应当将容器盖内面朝上置于稳妥处，或者拿在手中。

3. 用毕即将容器盖严。

4. 手持无菌容器时，应当托住底部。

5. 从中取物品时，应将盖子全部打开，避免物品触碰边缘而污染。

（三）注意事项

1. 使用无菌容器时，不可污染盖内面、容器边缘及内面。

2. 无菌容器打开后，记录开启的日期、时间，有效使用时间为 24 小时。

铺无菌盘法

（一）目的　将无菌巾铺在清洁干燥的治疗盘内，形成无菌区，放置无菌物品，以供实施治疗时使用。

（二）实施要点

1. 评估操作环境是否符合要求。

2. 检查无菌包有无破损、潮湿、消毒指示胶带是否变色及其有效期。

3. 打开无菌包，用无菌钳取出 1 块治疗巾，放于治疗盘内。

4. 双手捏住无菌巾上层两角的外面，轻轻抖开，双折铺于治疗盘内，上层向远端呈扇形折叠，开口边向外。

5. 放入无菌物品后，将上层盖于物品上，上下层边缘对齐，开口处向上翻折两次，两侧边缘向下翻折一次。

（三）注意事项

1. 铺无菌盘区域必须清洁干燥，无菌巾避免潮湿。

2. 非无菌物品不可触及无菌面。

3. 注明铺无菌盘的日期、时间，无菌盘有效期为 4 小时。

## 三、生命体征监测技术

体温的测量

（一）目的

1. 测量、记录患者体温。

2. 监测体温变化，分析热型及伴随症状。

（二）实施要点

1. 评估患者：

（1）询问、了解患者的身体状况，向患者解释测量体温的目的，取得患者的配合。

（2）评估患者适宜的测温方法。

2. 操作要点：

（1）洗手，检查体温计是否完好，将水银柱甩至 35 度以下。

（2）根据患者病情、年龄等因素选择测量方法。

（3）测腋温时应当擦干腋下的汗液，将体温计水银端放于患者腋窝深处并贴紧皮肤，防止脱落。测量 5～10 分钟后取出。

（4）测口温时应当将水银端斜放于患者舌下，闭口 3 分钟后取出。

（5）测肛温时应当先在肛表前端涂润滑剂，将肛温计的水银端轻轻插入肛门 3～4 厘米，3 分钟后取出。用消毒纱布擦拭体温计。

（6）读取体温数，消毒体温计。

3. 指导患者：

（1）告知患者测口温前 15～30 分钟勿进食过冷、过热食物，测口温时闭口用鼻呼吸，勿用牙咬体温计。

（2）根据患者实际情况，可以指导患者学会正确测量体温的方法。

（三）注意事项

1. 婴幼儿、意识不清或者不合作的患者测体温时，护理人员应当守候在患者身旁。

2. 如有影响测量体温的因素时，应当推迟 30 分钟测量。

3. 发现体温和病情不符时，应当复测体温。

4. 极度消瘦的患者不宜测腋温。

5. 如患者不慎咬破汞温度计，应当立即清除口腔内玻璃碎片，再口服蛋清或者牛奶延缓汞的吸收。若病情允许，服富含纤维食物以促进汞的排泄。

脉搏的测量

（一）目的

1. 测量患者的脉搏，判断有无异常情况。

2. 监测脉搏变化，间接了解心脏的情况。

（二）实施要点

1. 评估患者：

（1）询问、了解患者的身体状况。

（2）向患者讲解测量脉搏的目的，取得患者的配合。

2. 操作要点：

（1）协助患者采取舒适的姿势，手臂轻松置于床上或者桌面。

（2）以食指、中指、无名指的指端按压桡动脉，力度适中，以能感觉到脉搏搏动为宜。

（3）一般患者可以测量 30 秒，脉搏异常的患者，测量 1 分钟，核实后，报告医师。

3. 指导要点：

（1）告知患者测量脉搏时的注意事项。

（2）根据患者实际情况，可以指导患者学会正确测量脉搏的方法。

（三）注意事项

1. 如患者有紧张、剧烈运动、哭闹等情况，需稳定后测量。

2. 脉搏短绌的患者，按要求测量脉搏，即一名护士测脉搏，另一名护士听心率，同时测量 1 分钟。

呼吸的测量

（一）目的

1. 测量患者的呼吸频率。

2. 监测呼吸变化。

（二）实施要点

1. 评估患者：询问、了解患者的身体状况及一般情况。

2. 操作要点：

（1）观察患者的胸腹部，一起一伏为一次呼吸，测量 30 秒。

（2）危重患者呼吸不易观察时，用少许棉絮置于患者鼻孔前，观察棉花吹动情况，计时 1 分钟。

（三）注意事项

1. 呼吸的速率会受到意识的影响，测量时不必告诉患者。

2. 如患者有紧张、剧烈运动、哭闹等，需稳定后测量。

3. 呼吸不规律的患者及婴儿应当测量 1 分钟。血压的测量

（一）目的

1. 测量、记录患者的血压，判断有无异常情况。

2. 监测血压变化，间接了解循环系统的功能状况。

（二）实施要点

1.评估患者：

（1）询问、了解患者的身体情况；

（2）告诉患者测量血压的目的，取得患者的配合。

2.操作要点：

（1）检查血压计。

（2）协助患者采取坐位或者卧位，保持血压计零点、肱动脉与心脏同一水平。

（3）驱尽袖带内空气，平整地缠于患者上臂中部，松紧以能放入一指为宜，下缘距肘窝2～3厘米。

（4）听诊器置于肱动脉位置。

（5）按照要求测量血压，正确判断收缩压与舒张压。

（6）测量完毕，排尽袖带余气，关闭血压计。

（7）记录血压数值。

3.指导患者：

（1）告知患者测血压时的注意事项。

（2）根据患者实际情况，可以指导患者或者家属学会正确测量血压的方法。

（三）注意事项

1.保持测量者视线与血压计刻度平行。

2.长期观察血压的患者，做到“四定”定时间、定部位、定体位、定血压计。

3.按照要求选择合适袖带。

4.若衣袖过紧或者太多时，应当脱掉衣服，以免影响测量结果。

## 四、口腔护理技术

（一）目的

1. 保持口腔清洁，预防感染等并发症。

2. 观察口腔内的变化，提供病情变化的信息。

3. 保证患者舒适。

（二）实施要点

1. 评估患者：

（1）询问、了解患者身体状况。

（2）向患者解释口腔护理的目的，取得患者的配合。

2. 操作要点：

（1）准备用物，根据患者病情选择口腔护理溶液。

（2）进行口腔护理操作时，避免清洁、污染交叉混淆。

（3）询问患者感受，并协助患者取舒适卧位。

3. 指导要点：

（1）告知患者在操作过程中的配合事项。

（2）指导患者正确的漱口方法，避免呛咳或者误吸。

（三）注意事项

1. 操作动作应当轻柔，避免金属钳端碰到牙齿，损伤黏膜及牙龈，对凝血功能差的患者应当特别注意。

2. 对昏迷患者应当注意棉球干湿度，禁止漱口。

3. 使用开口器时，应从臼齿处放入。

4. 擦洗时须用止血钳夹紧棉球，每次一个，防止棉球遗留在口腔内。

5. 如患者有活动的假牙，应先取下再进行操作。

6. 护士操作前后应当清点棉球数量。

## 五、鼻饲技术

（一）目的　对不能经口进食的患者，从胃管灌入流质食物，保证患者摄入足够的营养、水分和药物，以利早日康复。

（二）实施要点

1. 评估患者：

（1）询问患者身体状况，了解患者既往有无插管经历。

（2）向患者解释，取得患者合作。

（3）评估患者鼻腔状况，包括鼻腔黏膜有无肿胀、炎症、鼻中隔偏曲、息肉等，既往有无鼻部疾患。

2. 操作要点：

（1）核对医嘱，准备用物。

（2）根据医嘱准备鼻饲液。

（3）携物品至患者旁，为患者取适当体位。

（4）检查胃管是否通畅，测量胃管放置长度。

（5）为患者进行插管操作，插入适当深度并检查胃管是否在胃内。

（6）选择合适位置固定胃管。

（7）灌注鼻饲液。

3. 指导要点：

（1）告知患者插胃管和鼻饲可能造成的不良反应。

（2）告知患者鼻饲操作过程中的不适及配合方法。

（3）指导患者在恶心时做深呼吸或者吞咽动作。

（4）指导患者在插管过程中的注意事项，避免胃管脱出。

（三）注意事项

1. 插管过程中患者出现呛咳、呼吸困难、发绀等，表示误入气管，应立即拔出，休息片刻重插。

2. 昏迷患者插管时，应将患者头向后仰，当胃管插入会厌部时约 15 厘米，左手托起头部，使下颌靠近胸骨柄，加大咽部通道的弧度，使管端沿后壁滑行，插至所需长度。

3.每天检查胃管插入的深度，鼻饲前检查胃管是否在胃内，并检查患者有无胃潴留，胃内容物超过150毫升时，应当通知医师减量或者暂停鼻饲。

4.鼻饲给药时应先研碎，溶解后注入，鼻饲前后均应用20毫升水冲洗导管，防止管道堵塞。

5.鼻饲混合流食，应当间接加温，以免蛋白凝固。

6.对长期鼻饲的患者，应当定期更换胃管。

## 六、换药技术

（一）目的　为患者更换伤口敷料，保持伤口清洁，预防、控制伤口感染，促进伤口愈合。

（二）实施要点

1.评估患者：

（1）询问、了解患者的身体状况。

（2）观察、了解伤口局部情况。

2.操作要点：

（1）核对医嘱。

（2）协助患者取得舒适的体位。

（3）正确暴露伤口。

（4）区分伤口类型并采取相应的换药方法。

（5）正确处理伤口并固定。

3.指导患者：

（1）告知患者换药的目的及配合事项。

（2）告知患者注意保持伤口敷料清洁干燥，敷料潮湿时应当及时更换。

（三）注意事项

1. 严格执行无菌操作原则。

2. 包扎伤口时要保持良好血液循环，不可固定太紧，包扎肢体时应从身体远端到近端，促进静脉回流。

## 七、造口护理技术

（一）目的

1. 保持造口周围皮肤的清洁。

2. 帮助患者掌握护理造口的方法。

（二）实施

1. 评估患者：

（1）评估患者对造口接受程度及造口护理知识了解程度。

（2）评估患者造口的功能状况及心理接受程度。

（3）评估患者自理程度：决定给予护理的方式。

（4）观察造口类型及造口情况。

2. 操作要点：

（1）协助患者取舒适卧位，必要时使用屏风遮挡。

（2）由上向下撕离已用的造口袋，并观察内容物。

（3）温水清洁造口及周围皮肤，并观察周围皮肤及造口的情况。

（4）用造口量度表量度造口的大小、形状。

（5）绘线，做记号。

（6）沿记号修剪造口袋底盘，必要时可涂防漏膏、保护膜。

（7）撕去粘贴面上的纸，按照造口位置由下而上将造口袋贴上，夹好便袋夹。

3. 指导患者：

（1）向患者解释利用造口袋进行造口管理的重要性，强调患者学会操作的必要性。

（2）向其介绍造口特点以减轻恐惧感，引导其尽快接受造口的现实而主动参与造口自我管理。

（三）注意事项

1. 护理过程中注意向患者详细讲解操作步骤。

2. 更换造口袋时应当防止袋内容物排出污染伤口。

3. 撕离造口袋时注意保护皮肤，防止皮肤损伤。

4. 注意造口与伤口距离，保护伤口，防止污染伤口。

5. 贴造口袋前一定要保证造口周围皮肤干燥。

6. 造口袋裁剪时与实际造口方向相反，不规则造口要注意裁剪方向。

7. 造口袋底盘与造口黏膜之间保持适当空隙（1～2 毫米），缝隙过大粪便刺激皮肤易引起皮炎，过小底盘边缘与黏膜摩擦将会导致不适甚至出血。

8. 如使用造口辅助用品应当在使用前认真阅读产品说明书，如使用防漏膏应当按压底盘 1 5～20 分钟。

9. 教会患者观察造口周围皮肤的血运情况，并定期手扩造口，防止造口狭窄。

## 八、口服给药法

（一）目的　按照医嘱正确为患者实施口服给药，并观察药物作用。

（二）实施要点

1. 评估患者：

（1）询问、了解患者的身体状况、药物过敏史及药物使用情况。

（2）观察患者口咽部是否有溃疡、糜烂等情况。

2. 操作要点：

（1）发药前进行核对。

（2）按规定时间送药至患者旁，核对床号、姓名无误后再发药。

（3）协助患者服药，为鼻饲患者给药时，应当将药物研碎溶解后由胃管注入。

（4）若患者不在病房或者因故暂不能服药者，暂不发药，并做好交班。

（5）观察患者服药效果及不良反应。

3. 指导患者：

（1）告知患者所服的药物、服用方法。

（2）告知患者特殊药物服用的注意事项。

（三）注意事项

1. 严格执行查对制度。

2. 掌握患者所服药物的作用、不良反应以及某些药物服用的特殊要求。

3. 对服用强心苷类药物的患者，服药前应当先测脉搏、心率、注意其节律变化，如心率低于 60 次 / 分钟或者节律不齐时，不可以服用。

## 九、物理降温法

（一）目的

1. 为高热患者降温。

2. 为患者实施局部消肿，减轻充血和出血，限制炎症扩散，减轻疼痛。

3. 为患者实施头部降温，防止脑水肿，并可降低脑细胞的代谢，减少其需氧量，提高脑细胞对缺氧的耐受性。

（二）实施要点

1. 评估患者：

（1）询问、了解患者身体状况。

（2）了解患者局部组织状态，皮肤情况。

（3）向患者解释，取得患者配合。

2. 操作要点：

（1）核对医嘱，核对患者后，进行环境准备，关闭门窗，保证室内温度适宜，为患者进行遮挡。

（2）实施冰袋降温操作要点：取去冰棱角的冰块适量装入冰袋，放置于患者所需部位，观察局部血液循环和体温变化情况。

（3）实施冰帽降温操作要点：取去冰棱角的冰块适量装入冰帽，放置于患者头部，观察局部血液循环和体温变化情况。

（4）实施冷湿敷降温操作要点：将敷布按正确方法敷于所需部位，按要求更换敷布，并观察局部皮肤颜色和体温变化。

（5）实施温水 / 乙醇擦浴降温操作要点：帮助患者暴露擦浴部位，头部置冰袋，足底部置热水袋，按正确方法及顺序擦浴，擦拭完毕半小时后测量体温。

3. 指导患者：

（1）告知患者物理降温的目的及有关配合事项。

（2）告知患者在高热期间保证摄入足够的水分。

（3）指导患者在高热期间采取正确的通风散热方法，避免捂盖。

（4）告知患者在软组织扭伤、挫伤 48 小时内禁忌使用热疗。

（三）注意事项

1. 随时观察患者病情变化及体温变化情况。

2. 随时检查冰袋、冰囊、化学制冷袋有无破损漏水现象，布套潮湿后应当立即更换。冰融化后应当立即更换。

3. 观察患者皮肤状况，严格交接班制度，如患者发生局部皮肤苍白、青紫或者有麻木感时，应立即停止使用，防止冻伤发生。

4. 物理降温时，应当避开患者的枕后、耳廓、心前区、腹部、阴囊及足底部位。

5.用冰帽时，应当保护患者耳部，防止发生冻伤。

## 十、轴线翻身法

（一）目的

1.协助颅骨牵引、脊椎损伤、脊椎手术、髋关节术后的患者在床上翻身。

2.预防脊椎再损伤及关节脱位。

3 预防压疮，增加患者舒适感。

（二）实施要点

1.评估患者：

（1）了解患者病情、意识状态及配合能力。

（2）观察患者损伤部位、伤口情况和管路情况。

2.操作要点：

（1）核对患者，帮助患者移去枕头，松开被尾。

（2）三位操作者站于患者同侧，将患者平移至操作者同侧床旁。

（3）患者有颈椎损伤时，第一操作者固定患者头部，沿纵轴向上略加牵引，使头、颈随躯干一起缓慢移动，第二操作者将双手分别置于肩部、腰部，第三操作者将双手分别置于腰部、臀部，使头、颈、肩、腰、髋保持在同一水平线上，翻转至侧卧位。患者无颈椎损伤时，可由两位操作者完成轴线翻身。

（4）将一软枕放于患者背部支持身体，另一软枕放于两膝之间并使双膝呈自然弯曲状。

3.指导患者：告知患者翻身的目的和方法，以取得患者的配合。

（三）注意事项

1.翻转患者时，应注意保持脊椎平直，以维持脊柱的正确生理弯度，避免由于躯干扭曲，加重脊柱骨折、脊髓损伤和关节脱位。翻身角度不可超过 60

度，避免由于脊柱负重增大而引起关节骨骨折。

2. 患者有颈椎损伤时，勿扭曲或者旋转患者的头部，以免加重神经损伤引起呼吸肌麻痹而死亡。

3. 翻身时注意为患者保暖并防止坠床。

4. 准确记录翻身时间。

## 十一、患者搬运法

协助患者移向床头法

（一）目的　帮助滑向床尾而自己不能移动的患者移往床头，使患者舒适。

（二）实施要点

I. 评估患者：

（1）了解患者病情、意识状态、肢体肌力、配合能力。

（2）了解患者有无约束、各种管路情况。

（3）对清醒的患者，解释操作目的，取得患者合作。

2. 操作要点：

（1）一人帮助患者移向床头法：视患者病情放平床头，将枕头横立于床头，避免撞伤患者；使患者仰卧屈膝，双手握住床头板，双脚蹬床面；护士用手稳住患者双脚，同时在臀部提供助力，使其上移；放回枕头，抬高床头，整理床单位。

（2）两人帮助患者移向床头法：视患者病情放平床头，将枕头横立于床头，避免撞伤患者；护士两人分别站在床的两侧，交叉托住患者颈、肩及腰臀部，两人同时用力，协调地将患者抬起，移向床头；亦可两人同侧，一入托住颈、肩及腰部，另一入托住臀部及腋窝，同时抬起患者移向床头；放回枕头，抬高床头，整理床单位。

3. 指导患者：

（1）告知患者操作目的、方法，取得配合。

（2）指导患者与护士同时用力。

（三）注意事项

1. 注意遵循节力原则。

2. 护士动作轻稳，避免对患者的拉、拽等动作，防止关节脱位，使患者舒适、安全。协助患者由床上移至平车法

（一）目的　运送不能下床的患者。

（二）实施要点

1. 评估患者：

（1）了解患者病情、意识状态、肢体肌力、配合能力。

（2）了解患者有无约束、各种管路情况。

（3）对清醒的患者，解释操作目的，取得患者合作。

2. 操作要点：

（1）挪动法：适用于能在床上配合动作者。具体方法是：移开床旁桌、椅，松开盖被，帮助患者移向床边；平车与床平行并紧靠床边，将盖被平铺于平车上；护士扶住平车，帮助患者按上身、臀部、下肢的顺序向平车挪动（从平车移回床上时，先助患者移动下肢、臀部，再移动上身），为患者盖好被，使患者舒适。

（2）一人法：适用于儿科患者或者体重较轻的患者。具体方法是：将平车推至床尾，使平车头端与床尾成钝角，固定平车；松开盖被，协助患者穿衣；将盖被铺于平车上，患者移至床边；协助患者屈膝，一臂自患者腋下伸至肩部外侧，一臂伸入患者大腿下；将患者双臂交叉于搬运者颈后，托起患者移步转身，将患者轻放于平车上，为患者盖好被。

（3）两人法：适用于不能自行活动或者体重较重者。具体方法是：将平车

推至床尾，使平车头端与床尾成钝角，固定平车；松开盖被，协助患者穿衣，将盖被平铺于平车上；二人站于床侧，将患者移至床边；一名护士一手托住患者颈肩部，另一手托住患者腰部，另一名护士一手托住患者臀部，另一手托住患者使患者身体稍向护士倾斜，两名护士同时合力抬起患者，移步转向平车，将患者轻放于平车上，为患者盖好被。

（4）三人法：适用于不能自行活动或者体重较重者。具体方法是：将平车推至床尾，使平车头端与床尾成钝角，固定平车；松开盖被，协助患者穿衣，将盖被平铺于平车上；三人站于床侧，将患者移至床边；一名护士托住患者头、肩胛部，另一名护士托住患者背部、臀部，第三名护士托住患者腋窝、小腿部，三人同时抬起，使患者身体稍向护士倾斜，同时移步转向平车，将患者轻放于平车上，为患者盖好被。

（5）四人法：适用于病情危重或者颈腰椎骨折患者。具体方法是：移开床旁桌、椅，推平车与床平行并紧靠床边；在患者腰、臀下铺中单；一名护士站于床头，托住患者头及颈肩部，第二名护士站于床尾，托住患者两腿，第三名护士和第四名护士分别站于床及平车两侧，紧握中单四角，四人合力同时抬起患者，轻放于平车上，为患者盖好被；患者从平车返回病床时，则反向移动。

(6)“过床易”使用法：适用于不能自行活动的患者。具体方法是：移开床旁桌、椅，推平车与床平行并紧靠床边，平车与床的平面处于同一水平，固定平车；护士分别站于平车与床的两侧并抵住，站于床侧护士协助患者向床侧翻身，将“过床椅”平放在患者身下三分之一或者四分之一，向斜上方 45 度轻推患者；站于车侧护士，向斜上方 45 度轻拉协助患者移向平车，待患者上平车后，协助患者向车侧翻身，将“过床易”从患者身下取出。

3. 指导患者：

（1）告知患者操作的目的、方法，以取得配合。

（2）告知患者配合移动时的注意事项。

（三）注意事项

1. 搬运患者时动作轻稳，协调一致，确保患者安全、舒适。

2. 尽量使患者靠近搬运者，以达到节力。

3. 将患者头部置于平车的大轮端，以减轻颠簸与不适。

4. 推车时车速适宜。护士站于患者头侧，以观察病情，下坡时应使患者头部在高处一端。

5. 对骨折患者，应在平车上垫木板，并固定好骨折部位再搬运。

6. 在搬运患者过程中保证输液和引流的通畅。

## 十二、产时会阴消毒技术

（一）目的　为阴道操作、自然分娩、妇产科手术做准备。

（二）实施要点

1. 评估要点：

（1）核对患者姓名、床号，告知患者会阴消毒的目的。

（2）检查会阴清洁度及外阴皮肤情况，做好操作前的解释工作。

（3）如为孕妇，了解孕周及产程开始情况，阴道流血、流液情况。

2. 操作要点：

（1）患者取外展屈膝位或者膀胱截石位，卧位合适。

（2）清洁：消毒前用清水或者肥皂水依顺序冲洗 / 擦洗会阴。

（3）消毒：第一遍消毒：用持物钳夹取浸有消毒液的纱球或棉球擦洗小阴唇、大阴唇-阴阜-左右大腿内侧上 1 / 3 处－肛周－肛门。根据需要第二遍消毒：更换持物钳，同法擦洗，步骤同上。

（4）消毒后，根据需要以生理盐水冲洗会阴，将无菌治疗巾置于臀下。

3. 指导要点：

（1）告知患者操作过程中臀部不要抬起，以免冲洗水流入后背。

（2）嘱孕妇如果宫缩来临时身体不要左右翻动，以免影响消毒效果。

（3）告知患者双手不能触碰消毒区域。

（三）注意事项：

1. 消毒原则：由内向外，自上而下。

2. 操作过程中注意遮挡患者，给予保暖，避免受凉。

3. 进行第二遍外阴消毒时，消毒范围不能超过第一遍范围。

4. 操作中注意无菌原则。

## 十三、早产儿暖箱的应用

（一）目的

1. 为患儿提供适宜的温度和湿度环境，保持体温稳定。

2. 提高早产儿的成活率。

（二）操作要点

1. 评估患儿：了解患儿状况，包括体重等，告知家长应用暖箱治疗的必要性。

2. 操作要点

（1）暖箱应用前核对患儿姓名、床号。

（2）患儿入箱前备好暖箱，检查各项仪表显示是否正常。暖箱湿度保持在55～65％之间。

（3）根据患儿体重设定暖箱温度，一般体重在 1501～2000 克者，暖箱温度在 30～32℃；体重在 1001～1500 克者，暖箱温度在 32～34℃；体重<1000 克者，暖箱温度宜在 34～36℃。监测患儿体温，一般在 32~36℃之间。

（4）预防交叉感染。每日清洁暖箱，更换水槽中蒸馏水。

（5）各项治疗、护理尽量在暖箱内集中进行，避免过多搬动刺激患儿，如需将患儿抱出暖箱做治疗护理时，应注意保暖。

（6）密切观察患儿生命体征变化，注意面色、呼吸、心率、体温等，做好记录。密切观察箱温和使用情况，严格交接班，发现问题及时妥善处理。

（三）注意事项

1.严格交接班。

2.暖箱应避免阳光直射，冬季避开热源及冷空气对流处。

3.使用暖箱时室温不宜过低，以免暖箱大量散热。

4.使用中注意观察暖箱各仪表显示是否正常，出现报警要及时查找原因并予以处理，必要时切断电源，请专业人员进行维修。

5.在使用中严格执行操作规程，以保证安全。

6.长期使用暖箱的患儿，每周更换一次暖箱并进行彻底消毒。使用过程中定期进行细菌学监测。

## 十四、光照疗法

（一）目的　应用光照疗法，治疗新生儿高胆红素血症，

降低血清胆红素浓度。

（二）实施要点

1.评估患儿：了解患儿每日血清总胆红素数值、体温、出入量等状况，告知患儿家长实施光照疗法的目的及必要性。

2.操作要点：

（1）核对患儿姓名、床号。

（2）备好光疗箱，检查各项仪表是否正常。相对湿度保持在50~60%，冬季温度保持在30℃，夏季保持在28℃。

（3）患儿入箱前裸露，清洁皮肤，剪指甲，戴眼罩，遮盖会阴，测体温、体重并记录。记录入箱时间及灯管开启时间。

（4）患儿入箱后，单面疗法每2小时翻身一次，2～4小时测体温一次，观察患儿精神反应、呼吸、脉搏、皮肤完整性，四肢张力有无变化及黄疸进展程度并记录。

（5）光照过程中患儿出现烦躁、嗜睡、高热、皮疹、呕吐、拒奶、腹泻及脱水等症状时，及时与医师联系，妥善处理。

（6）患儿出箱后记录出箱时间及灯管使用时间。

（三）注意事项

1. 严格交接班。

2. 患儿光疗时随时观察患儿眼罩、会阴遮盖物有无脱落，注意皮肤有无破损。

3. 注意患儿洗浴后不要擦抹爽身粉，防止降低光疗效果。

4. 患儿光疗时，如体温高于37.8度或者低于35度，应暂时停止光疗。

5. 光疗不良反应有发热、腹泻、皮疹、维生素$B_2$缺乏、低血钙、贫血、青铜症等，注意监护。

6. 灯管使用300小时后光能量输出减弱20%，900小时后减弱35%，因此灯管使用1000小时必须更换。

7. 保持灯管及反射板的清洁，每日擦拭，防止灰尘影响光照强度。夏季为避免箱温过高，光疗箱最好放于空调病室内。

## 十五、新生儿脐部护理技术

（一）目的　保持脐部清洁，预防新生儿脐炎的发生。

（二）实施要点

1. 评估患儿：查看脐带有无红肿、有无渗血、渗液、异常气味。

2. 操作要点：

（1）暴露脐部，环形消毒脐带根部。

（2）一般情况不宜包裹，保持干燥使其易于脱落。

（3）发现异常，遵医嘱给予处理。

（三）注意事项

1. 脐部护理时，应严密观察脐带有无特殊气味及脓性分泌物，发现异常及时报告医生。

2. 脐带未脱落前，勿强行剥落，结扎线如有脱落应重新结扎。

3. 脐带应每日护理一次，直至脱落。

## 十六、听诊胎心音技术

（一）目的　了解胎心音是否正常，了解胎儿在子宫内情况。

（二）实施要点

1. 评估患者：

（1）孕妇孕周大小、胎方位、胎动情况。

（2）孕妇自理能力、合作程度及耐受力。

（3）孕妇局部皮肤情况。

2. 操作要点：

（1）告知患者，请其放松配合。

（2）必要时屏风遮挡，保护孕妇隐私。

（3）合理暴露腹部，判断胎背的位置（用多普勒胎心仪或者用胎心听筒在其上方听诊）听到如钟表的“滴答”声音后，计数 1 分钟。

（4）选择萎缩后间歇期听诊。

（5）操作过程中注意观察孕妇有无异常情况，及时处理。

3. 指导患者：

（1）告知孕妇正常胎心率的范围 120～160 次 / 分。

（2）告知孕妇听诊结果为实时监测结果。

（3）告知孕妇自我监测胎动的方法。

（三）注意事项

1.环境安静。

2.孕妇轻松配合。

3.听到胎心音需与子宫杂音、腹主动脉音，胎动音及脐带杂音相鉴别。

4.若胎心音<120次/分或者>160次/分，需立即触诊孕妇脉搏做对比鉴别，必要时吸氧，改变孕妇体位，进行胎心监护，通知医师。

## 十七、患者跌倒的预防

（一）观察要点

1.掌握住院患者的基本情况：神志、自理能力、步态等。

2.了解患者的病理状况：用药、既往病史、目前疾病状况等。

3.评估环境因素：地面、各种标识、灯光照明、病房设施、患者衣着等。

（二）护理要点

1.评估患者：易致跌倒的因素。

2.定时巡视患者，严密观察患者的生命体征及病情变化，合理安排陪护。

3.遵医嘱按时给患者服药，告知患者服药后注意事项，密切观察用药反应。

4.加强与患者及其家属的交流沟通，关注患者的心理需求。给予必要的生活帮助和护理。

5.创造良好的病室安全环境：地面保持干净无水迹。走廊整洁、畅通、无障碍物、光线明亮。

6.呼叫器、便器等常用物品放在患者易取得。

7.对患者进行安全宣教。

（三）指导要点

1.将病床调至最低位置，并固定好床脚刹车，必要时加床挡。

2.搬运患者时将平车固定，防止滑动，就位后拉好护栏。

3.患几下床前先放下床挡，切勿翻越。

## 十八、压疮的预防及护理

（一）观察要点

1.根据患者不同的卧位观察骨突处和受压部位。

2.皮肤营养状况：皮肤弹性、颜色、温度、感觉。

3.受压皮肤状况：潮湿、压红，压红消退时间、水疱、破溃、感染。

4.活动能力：有无肢体活动障碍、意识状态。

5.全身状态：高热、消瘦或肥胖、昏迷或躁动、疼痛、年老体弱、大小便失禁，水肿等高危因素。

6.压疮判断：淤血浸润期、炎症浸润期、溃疡期（I°浅度溃疡期、II°坏死溃疡期）。

（二）护理要点

1.评估患者：

（1）患者营养状态。

（2）局部皮肤状态。

（3）压疮的危险因素。

2.减少局部受压：

（1）对活动能力受限的患者，定时被动变换体位，每两小时一次。

（2）受压皮肤在解除压力30分钟后，压红不消退者，应该缩短翻身时间。

（3）长期卧床患者可以使用充气气垫床或者采取局部减压措施。

（4）骨突处皮肤使用透明贴或者减压贴保护。

（5）躁动者有导致局部皮肤受伤的危险，可用透明贴膜予以局部保护。

3.皮肤保护：

（1）温水擦洗皮肤，使皮肤清洁无汗液。

（2）肛周涂保护膜，防止大便刺激。

（3）对大小便失禁者及时清理，保持局部清洁干燥。

4. 感觉障碍者慎用热水袋或冰袋，防止烫伤或冻伤。

5. 加强营养，根据患者情况，摄取高热量、高蛋白、高纤维素、高矿物质饮食，必要时，少食多餐。

6. 压疮护理

（1）淤血红润期：防止局部继续受压；增加翻身次数；局部皮肤用透明贴或减压贴保护。

（2）炎症浸润期：水胶体敷料（透明贴、溃疡贴）覆盖；有水泡者，先覆盖透明贴再用无菌注射器抽出水泡内的液体；避免局部继续受压；促进上皮组织修复。

（3）溃疡期：有针对性地选择各种治疗护理措施，定时换药，清除坏死组织，增加营养的摄入，促进创面愈合。

（三）指导要点

1. 教会患者及家属预防压疮的措施。

2. 指导患者加强营养，增加皮肤抵抗力和创面愈合能力。

3. 指导功能障碍患者尽早开始功能锻炼。

4. 帮助患者选择适当的措施，预防压疮，促进愈合。

# 第十二章　护理安全及风险管理

## 第一节　护理风险防范措施

一、对全体护理人员进行质量意识、护理缺陷安全教育，树立爱岗敬业精神，对工作具有强烈的事业心和责任感。

二、树立“以人为本，满意服务”的服务理念，用真心、真情为患者服务。

三、认真执行各项规章制度和操作规程，不断更新专业知识，熟练掌握高新仪器的使用，努力提高专业技术水平。

四、进行各项护理操作均需履行告知程序，对新技术、新业务、自费项目、创伤性操作等需履行签字手续。

五、工作时间严格遵守劳动纪律，坚守岗位，不随意脱岗。

六、维护全局，搞好医护配合，加强护患沟通。

七、按护理级别要求巡视患者，认真观察患者病情变化，按要求规范书写护理记录及一般患者护理记录。抢救病人结束后 6 小时内据实补救。

八、进行各项技术操作时，要严格按照操作规程，必须严格执行“三查七对”制度。

九、进行无菌技术操作时，严格执行无菌技术操作规范。

十、注意药物配伍禁忌，密切观察药物不良反应。

十一、病房各类药品放置有序，加强安全管理，确保患者用药安全。

十二、如出现护理差错或护理投诉按规定及时上报科室领导及护理部，不得隐瞒，并保存好病历。

十三、护理用具、抢救仪器要定期检查，保证处于备用状态，护理人员要熟悉放置位置，熟练掌握各种仪器的使用方法。

十四、按规定认真交接班，危重患者、新患者、年老体弱、手术、特殊检查及突然发生病情变化等患者要床头交接班。

十五、按有关规定使用一次性医疗物品，并定期检查，防止过期、包装破损、潮湿、污染等现象发生。

十六、按规定处理医用垃圾，防止再次污染及交叉感染，给患者带来伤害。

十七、住院期间要保证患者安全，防止各种意外发生。

十八、对专科开展的新项目及新技术应及时制定护理常规，以使护理人员能够遵照执行。

## 第二节　护理安全管理制度与监控措施

### 一、管理制度

1. 认真落实各级护理人员的岗位责任制，工作明确分工，团结协作，结合各科情况，制定切实可行的防范措施。

2. 安全管理有专人负责，定期组织检查，发现事故隐患及时报告，采取措施及时处理。

3. 严格执行交接班制度、差错事故登记报告制度与分级护理制度，按时巡视病房，认真观察病情变化。

4. 严格执行查对制度和无菌技术操作规程，做好消毒隔离工作，预防院内交叉感染。

5. 对危重、昏迷、瘫痪患者及小儿应加强护理，必要时加床档、约束带，以防坠床，定时翻身，防止褥疮。

6. 剧、毒、麻、贵重药品专人保管，加锁，账物相符。

7. 抢救器材做到四定（定物品种类、定位放置、定量保存、定人管理）三及时（及时检查、及时维修、及时补充），抢救器械做好应急准备，一般不准外借。

8. 抢救器材及用物保持性能良好，按时清点交接，严防损坏和遗失。

9. 做好安全防护及消防工作，定期检查消防器材，保持备用状态。

10. 对科室水、电、暖加强管理，保证不漏水、漏电、漏气. 如有损坏及时维修。

11. 内服药和外用药标签清楚，分别放置，以免误用。

## 二、监控措施

### （一）氧气管理

1. 用氧过程中严格遵守操作规程。

2. 告知患者及家属勿在室内抽烟，氧气管道周围禁烟火和易燃品。

3. 定期检查氧气接口，发现漏气及时维修。

4. 中心吸氧设施有“四防”标志（防热、防油、防火、防震），并系有安全带，氧气筒内的氧气不可用尽。

### （二）对危重患者及小儿防止发生意外措施

1. 防坠床小儿要使用有床档的小儿床；昏迷及烦躁患者有专人守护，必要时加床档。

2. 防烫伤需要热敷的患者，护士要及时巡视，严格交接班；给婴幼儿、老人、昏迷、肢体瘫痪麻痹患者用热水袋时，温度在50℃以内，热水袋不可直接接触病患的皮肤。

### （三）制度落实

1. 执行分级护理，进行健康教育，术后及长期卧床不起活动者，有人扶持，动作要轻慢，以防因体位变化，引起虚脱。

2. 严格遵守操作规程，做好“三查七对”，按时巡视病房，发现不良反应及时处理。

3. 对急危重症患者，做好各项基础护理

（1）昏迷患者专人护理，床旁备好压舌板、开口器、舌钳、纱布、吸痰器等，及时清理口腔分泌物。

（2）做好皮肤护理，定时翻身、拍背、按摩，防止褥疮的发生。

（3）烦躁患者给约束带固定，注意松紧适度，观察肢体血运、温度、颜色等变化。

（4）严格执行差错事故登记报告制度，发现隐患及时讨论处理并上报。

4. 消防措施：对全员进行消防知识培训，掌握灭火器的操作规程，灭火器及消防栓保持性能良好，钥匙定位放置。

## 第三节　重要护理操作告知制度

一、对高难度、风险性有创操作，实施前必须提前告知。

二、操作前向患者告知该项操作的目的、必要性和操作方法，以及由此带来的不适或意外，取得患者配合。

三、必要时由患者家属签字。

四、操作中关键环节仍要随时解释，尽量减轻患者痛苦。

无论何种原因导致操作失败时，应礼貌性道歉，取得患者谅解。

## 第四节　手术部位确认标识制度与规范

一、术前 1 日，责任护士遵医嘱对手术患者进行查对（内容包括：床号、姓名、性别、年龄、手术名称、手术部位）。

二、经查对确认无误后，对手术区域进行皮肤准备，并以无菌巾包裹，绷带固定。

三、在患者手腕上戴上腕带，标明床号、姓名、手术名称，双侧手术部位注明左、右。

四、夜班护士认真检查手术患者的术前准备情况，核对患者腕带标识是否与医嘱相符。

五、患者到手术室前，值班护士再次核对手术患者的床号、姓名、手术名称及部位，再次检查皮肤准备情况。

六、手术病人确认程序

1. 接病人时，当班护士和手术室人员共同核对床号、姓名、性别、年龄、疾病诊断、手术名称，确认无误后双方签字，将患者送到手术室。

2. 由手术室巡回护士核对签字。

3. 麻醉师与病人沟通确认后并签字。

4. 手术医生术前再次核对病人的姓名、性别、年龄、手术部位（尤其是左右侧），确认无误后签字。

## 第五节　使用监护仪管理办法

一、所有护理人员均应具备识别主要报警信息的基本知识与技能。

二、报警系统供应商每年检修校正一次，每3个月设备科工程师进行检修一次。

三、监护仪报警音量根据科室的具体情况设置，使护理人员能够听到报警声，但又不影响其他病人。

四、报警音出现5秒内护理人员必须进行处理，先按“静音/消音”键，使其静音，通知医师进行处理。如果病情需要重新调整报警界限，根据情况做相应处理。

五、交接班时，要查看上一班的主要报警信息，并注意观察该项体征变化情况。

六、检查指端挤压情况，每4小时将指端sa02传感器更换到对侧。

## 第六节　护理投诉管理制度

一、凡在护理工作中因服务态度、服务质量及自身原因或技术因素而发生的护理缺陷，引起患者或家属不满，并以书面或口头方式反映到护理部或其他部门的意见，均为护理投诉。

二、护理部设专人接待护理投诉，认真倾听投诉者意见，耐心做好安抚工作并做好记录。

三、护理部设有《护理投诉登记本》，记录投诉事件的原因分析和处理经过、整改措施等。

四、护理部接到投诉后，及时反馈给科护士长、护士长，督促有关科室认真核对事情经过，分析事发原因，总结经验、接受教训，并提出整改措施。

五、根据事件情节严重程度，给予当事人相应的处理。

1. 给予当事人批评教育。

2. 当事人认真做书面检查，在科内备案。

3. 向患者及家属赔礼道歉，取得谅解。

4. 根据情节严重程度给予相应的经济处罚。

六、因护士违反操作规程给患者造成损失或痛苦，按《医疗事故处理条例》规定处理。

七、护理部定期总结分析护理投诉并在全体护士长会上公布，将有无投诉作为评选优秀科室的重要依据。

## 第七节　纠纷病历管理制度

一、当出现纠纷和医疗争议，患者及家属要求封存病历时，病房要保管好病历，以免丢失。

二、完善护理记录，要求护理记录要完整、准确、及时；护理记录内容全面与医疗记录一致，如患者死亡时间、病情变化时间、疾病诊断等。

三、检查体温单、医嘱单记录是否完整，包括医生的口头医嘱是否及时记录。

四、可复印病历资料：门（急）诊病历和住院病历中的住院志（即入院记录）、体温单、医嘱单、化验单（检验报告）、医学影像检查资料、特殊检查（治疗）同意书、手术同意书、手术及麻醉记录单、病历报告、护理记录、出院记录。

五、备齐所有有关患者的病历资料。

六、迅速与科领导、医务处（晚间及节假日与院总值班）联系。

七、病历封存后，由医务处指定专人保管。

## 第八节　差错、事故登记报告制度

一、各科室建立差错、事故登记本。

二、发生差错、事故后，要积极采取补救措施，以减少或消除由于差错、事故造成的不良后果。

三、当事人要立即向护士长汇报，护士长逐级上报发生差错、事故的经过、原因、后果，并登记。

四、发生严重差错或事故的各种有关记录、检查报告及造成事故的药品、器械等均应妥善保管，不得擅自涂改、销毁，以备鉴定。

五、差错、事故发生后，按其性质与情节，分别组织本科室护理人员进行讨论，以提高认识，吸取教训，改进工作，并确定事故性质，提出处理意见。

六、发生差错、事故的单位或个人，如不按规定报告，有意隐瞒，事后经领导或他人发现，须按情节轻重给予严肃处理。

七、护理部定期组织有关人员分析差错、事故发生的原因，并提出防范措施。

# 第十三章　护理人员执（职）业防护

## 第一节、护士职业安全防护基本措施

对传染性疾病的职业安全防护，除了针对不同的疾病采取相应的措施外，护士应掌握基本的职业安全防护措施，自觉执行，避免发生职业感染。

【洗手】

洗手是预防传染病传播的基本措施之一。洗手的目的是清除手上的微生物，切断通过手的传播途径，是防止感染扩散的最简单而又最重要的一项措施。

（一）定义

从预防感染的角度讲，美国疾病控制中心（CDC）将洗手定义为：将手涂满肥皂泡沫，并对其所有表面进行强有力的短时揉搓，然后用流动水冲洗的过程。单纯用肥皂或清洗剂洗手，可使皮肤脂肪乳化，并使微生物悬浮于表面，再用水将它们冲洗掉，这个过程称为机械性去除污染。若用含有抗菌药物的洗涤剂洗手，则能杀死或抑制微生物生长，这一过程称为化学性去除污染。

（二）洗手的指征

在医院内非紧急情况下，医护人员在下列情况下均应认真洗手：

1. 进入和离开病房前。

2. 进行深部侵入性操作前，如脑室引流、胸腔穿刺。

3. 护理每例特殊高危病人前，如严重免疫缺陷病人和新生儿。

4. 接触伤口，无论是切口、创口或深部切口前后。

5. 处理污染的物品后，如接触被血液、体液、分泌物或渗出物污染的物品。

6. 护理感染病人或可能携带特殊临床或流行病学意义的微生物的病人（如多重耐药菌）。

7. 与病人长时间和密切接触后。

8. 在病房中接触不同病人前后。

9. 戴、脱手套前后。

10. 无菌操作前后。

（三）正确的洗手方法

虽然绝大部分护士经常洗手，但洗手是否真正符合要求呢？ 为此，英国一项研究指出：89%的护士洗手时忽视了部分手表面的冲洗；56%的护士忽略冲洗部分拇指；28%的护士忽略冲洗手背；16%的护士忽略冲洗指尖；16%的护士忽略冲洗手掌。据我国某医院的调查研究结果显示：医护人员的洗手合格率只有49%，故正确洗手是保持手部卫生、防止耐药细菌定植和扩散的有力措施。

正确的洗手方法为：用普通肥皂和清水揉搓至少10～15s，可清除和降低暂驻菌的密度。一般认为，能使手表面的暂驻菌减少1000倍。洗手程序如下：

1. 取下手上的饰物，打开水龙头，用流水打湿双手。

2. 接取洗手液。

3. 充分搓洗双手10～15s，尤其注意搓洗指尖、指缝、拇指、指关节等处。搓洗范围为双手、手腕及腕上10cm。

4. 擦搓后双手下垂，用流动水冲洗双手。

5. 以擦手纸或安全帽包住水龙头将其关闭，用脚或感应式开关关闭水龙头，防止再污染。

6. 取擦手巾（纸），擦干双手。

【戴口罩】

一般认为，戴口罩可以防止吸入大颗粒气溶胶（飞沫）及小颗粒气溶胶（飞沫粒）。前者经由密切接触传播，播散距离在1m之内，所以医护人员仅在密切接触这种感染病人时才需戴口罩，后者可在空气中悬浮较长时间，播散距离较远，所以当进入这类病人隔离室时即应戴口罩。此外，戴口罩和防护镜可阻止感染性血液和体液溅到医护人员眼睛、口腔及鼻腔黏膜。如牙科治疗过程中有可能造成血液、唾液、龈沟液飞溅时要戴面罩、口罩，面罩的长度要超过颏部。由于高速手机、超声设备和其他设备所形成的飞沫含有雾化的血液、唾液和口腔内其他感染性碎屑，这些气雾集中在口周围60.96～91.44cm内，包括尘埃和微滴核，一般小于50μm的颗粒可以在空气中存在很长时间，大于50μm的颗粒则沉积下来和尘埃混在一起，成为传染的潜在因素，而口罩对这些汽化的潜在病原菌有重要的物理屏障作用。每治疗一名病人应更换一次口罩。最好的口罩是一种由特殊滤纸（过氯乙烯纤维）制成的高效过滤口罩，口罩上有一弹性金属夹，可以跨过鼻梁夹稳口罩上缘以减少气流从鼻梁两侧进出。使用纱布口罩时，应经常清洗消毒，口罩变湿后便丧失效能，应立即更换，口罩应盖住口鼻部，不能挂在颈上反复使用或备用。此外，口罩两面不能混用。

（一）戴口罩的指征

1.接触呼吸道飞沫传染病病人，或进行支气管镜、口腔诊疗操作时，应佩戴具有过滤功能的高效口罩。

2.进行手术、无菌技术操作、护理免疫力低下的病人，应佩戴外科口罩。

3.自己患有呼吸道疾病，如咳嗽或打喷嚏时，应佩戴外科口罩。

（二）口罩的正确佩戴方法

1.佩戴口罩前彻底洗手。

2.佩戴程序，以N95规格口罩为例

（1）取出口罩，双手提起，找出鼻梁片位置，让勒带自然下垂。

（2）口罩固定在下巴位置，鼻端朝上，上带拉过头，下带系在耳朵和颈项之间。

（3）两手轻压鼻端，确定在鼻梁上，注意不要太使劲，也不要用单手，以免失去平衡。

（4）戴好后，两手盖住口罩呼气，确定有无漏气，如有，则需重新调整。

【戴手套】

手套是常用的防护屏障之一，戴手套进行相关操作既可以保护病人免受感染，又可以使操作者职业感染疾病的机会减少。一般手套有两种类型：一种为天然橡胶、乳胶手套；另一种为人工合成的非乳胶产品，如乙烯手套、聚乙烯手套。

（一）戴手套的指征

1. 进行进入体腔和无菌组织的侵入性操作和手术。

2. 接触无菌部位。

3. 接触非完整皮肤黏膜。

4. 具有接触病人血液、体液、分泌物、排泄物的危险。

5. 处理锐器与污染物品等。

（二）戴手套的正确方法

1. 戴手套前洗手。

2. 选择合适型号的手套，并查看消毒日期。

3. 打开手套包，左手持右手手套腕部反折的外面部分，取出右手手套，使右手伸入手套内戴好。

4. 右手插入左手手套反折的内面取出手套，左手伸入手套内戴好。

5. 操作过程中发现手套破损应立即更换。

【脱手套】

脱手套的正确方法

1. 抓住外层手套的袖根部，向下拉，直到手套完全脱掉。

2. 将摘掉的手套放在尚戴着手套的手中。

3. 将已摘掉手套的那只手的手指插入手套的袖根内层，向下拉直到手套完全脱掉。手套应该是里朝外翻成一团，且将先脱的手套包在里面。

4. 脱掉手套后立即洗手。

具体脱手套的方法。

【戴护目镜】

戴护目镜可以防止碎屑、唾液、飞溅的化学物质和其他汽化物质的危害。

（一）戴护目镜的指征

有可能出现血液、体液、气体、碎屑、骨片、化学消毒剂等外溅时，均应戴护目镜。

（二）护目镜的正确戴法

1. 戴护目镜前先洗手。

2. 选择大小合适的护目镜，戴护目镜时，必须与局部皮肤紧贴，防止异物从缝隙处溅入。

3. 脱下护目镜后应洗手。

4. 护目镜每次使用后应清洗消毒。

【穿、脱隔离衣】

穿、脱隔离衣是职业安全防护的基本措施之一，正确地穿、脱隔离衣既可以保护工作人员和病人，避免相互间的交叉感染，又可避免无菌物品或无菌区域被污染。

穿、脱隔离衣应注意以下几个方面：①穿隔离衣前应先戴好帽子、口罩，取下手表，卷袖过肘。②隔离衣长短要合适，如有破洞应补好。穿隔离衣前应准备好工作中一切需用的物品，避免穿了隔离衣到清洁区取物。③穿隔离衣时，避免接触清洁物，系领子时，勿使衣袖触及面部、衣领及工作帽。穿着隔离衣，须将内面工作服完全遮盖。隔离衣内面及衣领为清洁的，穿脱时，要注意避免污染。④穿隔离衣后，只限在规定区域内进行活动，不得进入清洁区。⑤挂隔离衣时，不使衣袖露出或衣边污染面盖过清洁面。⑥隔离衣应每天更换，如有潮湿或被污染时，应立即更换。

（一）穿隔离衣

1.穿隔离衣的指征

（1）有可能被传染性的分泌物、渗出物和排泄物污染时。

（2）进入易引起医院感染传播的感染性疾病（如水痘）病人的隔离室。

（3）护理大面积烧伤病人的伤口。

2.穿隔离衣的正确方法

（1）穿隔离衣前应注意戴好帽子、口罩，取下手表，将衣袖卷过肘。

（2）手持衣领取下隔离衣，注意保持手及衣领的清洁。

（3）两手将衣领的两端向外折，使清洁面向着自己，并露出神笼内口。

（4）伸一臂入袖，举起手臂，将衣袖抖上，注意勿使袖口外面触及头面部；再用另一只手持衣领，依（3）法穿好另一袖。

（5）两手由领前沿领边至领后扣上领扣，放下手臂使衣袖落下，扣好袖口或系上袖带。

（6）将腰带在前面松松地打成活结，自一侧衣缝顺腰带下约 5cm 处将隔离衣后身向前拿，见到衣边则捏住，再依同法将另一边捏住。

（7）两手在背后将隔离衣的后开口边对齐，一齐向一边折叠，一手按住折叠处，另一手松开前面的腰带在背后交叉，到前面系好。

（二）脱隔离衣的正确方法

操作完毕，要及时脱去隔离衣。正确方法如下：

1.解开腰带，在前面打一活结。

2.解开袖口，在肘部将衣袖向里卷。

3.洗手后先解衣领，用清洁的手在袖口内的清洁面拉下衣袖。

4.用衣袖遮住的手在外面拉下另一只衣袖过手。

5.解开腰带，脱隔离衣。

6.以右手撑起衣肩使领子直立。

7.提直衣领，对齐衣边，挂在衣钩上。

【隔离】

任何一种传染病的流行都有三个环节，即传染源、传播途径、易感人群。由于传染源及易感人群很难控制，故切断医院感染链、终止环节的联系是最主要的手段。通过隔离可以：①防止病人之间的交叉感染。②防止工作人员和病人的家属被感染，并预防他们从院外带入病原体传给病人造成继发或夹杂感染。③防止传染源扩散而造成周围人群中的流行。

到目前为止，可供选用的隔离方式有三种，即以目的为特点的隔离系统（A系统）、以疾病为特点的隔离系统（B系统）和体内物质隔离系统。运用最广的方式为A系统隔离。隔离具体包括以下几种：

（一）严密隔离

1.隔离的指征

严密隔离是为预防高度传染性及致命性强的病原体感染而设计的隔离，以防止经空气和接触等途径的传播。适用于炭疽、霍乱、鼠疫、咽白喉、天花、水痘等烈性传染病。

2.隔离方法

（1）同类感染病人可同居一室。随时关闭通向过道的门窗，病人不得离开该室。

（2）入室人员须穿隔离衣，戴口罩、帽子和手套。

（3）医护人员在接触病人、污染敷料后或护理另一个病人前要刷手、洗手并对手进行消毒。

（4）污染敷料应尽早隔离室内，立即袋装，全部操作完后再装入隔离室外另一袋中，标记后焚烧。

（5）室内空气每日消毒 1 次。

（6）探视者进入隔离室时，应征得值班护士许可并采取相应的隔离措施。

（7）接触者应尽可能注射疫苗或采取预防措施。

（8）病人转至其他科室进行治疗或检查前应通知做好隔离安排。

（9）采用黄色标记。

（二）接触隔离

1. 隔离的指征

婴幼儿中的急性呼吸道感染，咽炎或肺炎；新生儿中的淋球菌眼结膜炎、带状疱疹、葡萄球菌皮肤感染；皮肤白喉，A 群链球菌引起的子宫内膜炎，金黄色葡萄球菌及 A 群链球菌肺炎；大面积皮肤伤口和烧伤感染；有重要流行病学意义的多重耐药菌株感染者或定植者等。

2. 隔离方法

（1）同一病原体感染者可同住。

（2）密切接触病人时要戴口罩，不要求穿隔离衣及戴手套。

（3）接触病人及污染物后，护理另一病人前应洗手。

（4）污染的物品装袋、标记后送焚烧处理。

（5）探视者进入隔离室时，应征得值班护士许可并采取相应的隔离措施。

（6）采用橙色标志。

（三）呼吸道隔离

1. 隔离的指征

呼吸道隔离是为预防传染病经飞沫短距离传播而设计的隔离。适应于以下疾病：肺结核、流行性脑脊髓膜炎、百日咳、流行性感冒等。

2.隔离方法

（1）同一病原体感染者可同居一室，随时关闭通向过道的门窗，病人离开病房时需戴口罩。

（2）工作人员进入病室需戴口罩、帽子。

（3）病人的口鼻分泌物需经消毒处理后才丢弃。

（4）污染敷料应袋装、标记，送焚烧处理。

（5）探视者入室前应先通知值班护士。

（6）采用蓝色标记。

（四）结核病隔离（AFB 隔离）

1.隔离的指征

结核病隔离是针对结核病病人（痰涂片结核菌阳性或 X 线检查证实为活动性结核，包括喉结核）而设计的隔离。婴幼儿肺结核一般不要求此类隔离。

2.隔离方法

（1）要有特别通风的隔离室，门要关闭，同种疾病可同居一室。

（2）密切接触病人时要戴口罩。

要在防止工作服弄脏时才穿隔离衣。

（4）接触病人或污染后或护理下一个病人前应洗手。

（5）用过的敷料袋装、标记，送焚烧处理。

（6）探视者入室前应先通知值班护士。

（7）采用灰色标记。

（五）肠道隔离

肠道隔离是用于直接或间接接触感染性粪便而传播疾病的隔离。

1.隔离的指征

适应于传染性腹泻或胃肠炎（如致病性大肠埃希菌、产毒素大肠、侵袭性大肠埃希菌、沙门菌、志贺菌、副溶血弧菌、空肠弯曲菌、小肠结肠炎耶尔森菌、隐孢子菌、阿米巴原虫、兰氏鞭毛虫），由肠道病毒引起的脑炎、脑膜炎、心包炎、心肌炎、脊髓灰质炎等，霍乱、副霍乱，甲型病毒性肝炎、戊型病毒性肝炎，肠结肠炎及婴儿坏死性肠结肠炎。

2.隔离方法

（1）病人尽可能住隔离室，也可群居。

（2）接触感染物时戴手套，若容易污染衣物时穿隔离衣，不需戴口罩。

（3）接触病人及污染物后，护理另一病人前要洗手。

（4）被粪便污染的物品要随时消毒或袋装，并标记后送去销毁或清洗消毒处理。

（5）室内应无蝇、无蟑螂。

（6）探视者进入隔离室前应通知值班护士。

（7）采用棕色标志。

（六）引流物和分泌物隔离

引流物和分泌物预防隔离的目的是防止因直接或间接接触传染性脓液或分泌物的传染，包括轻型皮肤伤口及烧伤感染（重型的则需要接触隔离）。

1隔离的指征

适应于轻型脓肿及烧伤感染，结膜炎，轻型感染性溃疡，轻型皮肤及伤口感染。

2.隔离方法

（1）不要求戴口罩（换药或接触感染性物质时佩戴）。

（2）只在接触处理污染物品时才穿隔离衣、戴手套。

（3）接触病人或污染物后，护理下一个病人前洗手。

(4)污染物品应装入有标记的污物袋，并封闭后送去清洗灭菌处理或焚烧。

（5）探视者进入隔离室前应通知值班护士。

（6）采用绿色标记。

（七）血液和体液隔离

血液和体液隔离是为了防止直接或间接接触传染性血液及体液而发生感染。

1. 隔离的指征

适应于病毒性肝炎（乙型病毒性肝炎、丙型病毒性肝炎、乙型病毒性肝炎表面抗原携带者），艾滋病，第一期和第二期梅毒（具有皮肤黏膜病灶者），疟疾，钩端螺旋体，回归热，登革热，黄热病，鼠咬热等。

2. 隔离方法

（1）有条件可住隔离室，同一病原感染者可同住一室。

（2）有血液、体液可能污染工作服时，应穿隔离衣。

（3）接触病人的血液及体液时应戴手套并认真洗手。

（4）可不戴口罩，但在防止血溅污染时则应戴口罩及护目镜。

（5）防止注射针头等利器刺伤，病人用过的针头应放入防水、防刺破并标有生物危害标志的容器内，直接送焚烧处理。

（6）污染物品应装袋标记，并送去焚烧或清洗消毒处理。

（7）探视者进入隔离室前应通知值班护士。

（8）采用红色标记。

附录一　护士职业安全个人防护知识问答

1. 手套是否肯定起到保护作用？

戴手套是为避免与任何可能引起感染的物质的接触，其目的是双重的，既保护医护人员，也保护病人。你可能使用过不同类型和不同质量的手套。美国食品和药品管理委员会（FDA）的标准允许4%的手套破损率，因此不能认为手套是完全起到保护作用的，了解这一点非常重要。

2.手套能否防止针头刺伤？

研究表明，如果一个被血液污染的钢针刺穿一层乳胶或聚乙烯手套，人员接触到的血液比未戴手套可能接触到的血液量低50%以上。这一数据有力地说明，在处理针头或被污染的器械时戴手套是何等的重要。

3.在静脉穿刺过程中，你在什么时候戴手套？

A.有时戴手套，主要看病人的情况

B.总是戴手套，戴手套的次数越多，就越习惯在开始穿刺时戴手套

C.当我感觉有必要和对病人情况把握不准时

D.从不戴手套，我有能力保证病人接受治疗时不出血

不安全操作：ACD

4.你准备静脉穿刺和戴手套，何时洗手呢？

A.开始静脉注射以前

B.开始穿刺前和处理完毕后

C.当你戴手套时

D.有时你忘记了在治疗过程及完毕后洗手，没关系，因为手套起了屏障作用

E.从来不洗手

不安全操作：CDE

5.你什么时候摘掉手套？

A.在治疗过程完毕和整体处理完毕后

B.因为某种情况你有时会在治疗完毕后10～15mi内忘记摘掉手套

C.离开病人以后

D.戴着手套洗手并继续投入新的操作

不安全操作：BcD

6.你是否保持手套的完整或剪去手套的指尖部分以提高你对静脉触摸的感觉？

不安全操作：剪去手套的指尖部分

7.发现裸露的针头时，你应该：

A.手拿针头，打着手势

B.始终不让指尖触及针头

C.确保没有人紧挨在你的后面，或你经过的路上没有旁人

D.确保拿着针头经过拥挤的人群时，大声提醒旁人注意

不安全操作：A

8.针头从导管中取出后，你要把它放在哪儿？

A.地板上

B.放在利器收集箱内

C.如果别无选择，则将针头放在指定的放置针头的地方

D.如别无选择，则用单手回套针帽或其他机械工具将针帽套回

E.放在床单上或床垫上

不安全操作：AE

9.如果利器箱离你太远，这时你将如何处理？

A.双手将针头回套

B.单手操作将针放入护套

C.将针交给同事，让她替你扔掉

D.把针头固定放在某个清扫干净且不碍事的地方，容易辨认，且不会丢失

E.把针部分盖住并折弯

不安全操作：ACE

附录二　美国护士职业安全防护设施

1. 锐器回收盒（回收诸如刀片、注射器等 sharp container）　锐器回收盒为固定在墙上的红色塑料盒，一般的病房都安装 1 个，抢救室、治疗室则有两个以上。护理人员使用注射器后，将针头在左侧上方的小槽内卡好，针管向上稍抬起，针头不需用手分离即落入盒内，注射器放入右侧格内。注射器和针头只能放入，不能伸手拿出，只有用钥匙打开盒才能取出。

2. 各色污染袋（wasterbag）　印有国际统一“危险”三环标记的红色袋，装裱污染了病人血液、体液、分泌物的敷料、纱布、手套等物品；黄色塑料袋装化疗药瓶、输液管道、手套；蓝色大塑料袋装脏被服；白色塑料袋装生活垃圾；绿色大塑料袋装手术室要回收的布类。

3. 一次性防护用具　带护眼的口罩、围裙，适宜在隔离病房使用且密闭较好的鸭嘴式的口罩；一次性手术衣、手术手套、手术鞋和手术帽。

4. 标本送检袋　标本送检袋为双层塑料袋，一层放化验单，一层放送检标本。

5. 一次性医用材料　现已普遍使用规格各异的带滑动式外套的注射器，既保护针头不被污染又可避免针头误扎伤人；还有不同规格的包扎敷料、纱布、凡士林；各种处理盒，如导尿盒、缝合处理盒、灌肠处理盒、吸痰盒。

附录三　新加坡护士职业安全防护

1. 职业安全教育　由医院感染控制护士或护士长对员工进行综合性预防措施的宣教，观看录像带及事故发生后的紧急措施。医院感染控制护士长经常去病房查问并强调这方面的知识。所以无论是卫生员还是医生护士都要严格遵守综合性预防措施。

2. 认真执行预防针头刺伤或锐利物品割伤制度　医院多采用一次性医疗用

品，便于处置。对于针头及锐利医疗用品，如刀片、安瓿的处理有严格的规定。针头用后不要重新套上针套，要及时小心地将其丢置于有防刺破作用的黄色硬塑容器内。这些容器放置于便于操作的地方，如治疗室、换药室、药物准备室。采血、注射有专用盘，分别放置有小型的这类容器。容器 2 / 3 满时，盖好并及时更换，由卫生员送至医院后勤部门按国家环保条令统一处理。

3. 事故处理　当事故发生时，立即尽可能地挤出污血，在自来水下冲洗包扎，同时报告值班护士长。由值班护士长送事故发生者去职工医务室或急诊室寻求紧急措施。如不知工作人员的血液抗体状况，要及时采血化验 HIV、HBV、HCV，同时送检病人的血液做化验，HIV 化验必须有病人书面同意书，如相应病人的血液为：①乙型病毒性肝炎表面抗原阴性或 HCv 阴性。②属于高危病人。③在不能肯定是哪一个病人的情况下，医务室或急诊室应将其送去职工疾病控制中心做进一步的处理。如注射乙型病毒性肝炎免疫球蛋白，HIV 心理咨询，定期回疾病控制中心复查，至少 6 个月。事故发生后由病房护士长写出事故报告，在 24h 内上交护理部，建议医护人员做乙型病毒性肝炎主动免疫注射。

4. 新加坡护士被针、玻璃等刺伤后的报告程序　为了保证医护人员的自身利益，新加坡各大医院规定：当医护人员不慎被针头、玻璃等锐器刺伤后，必须在本班内填写“事故报告单”(Incident Report)，并立即抽血查 HIV、HBsAg 等化验，并对检查结果予以记录，签字，备案；以后分别于 3 个月、6 个月后复查上述各项化验，同时予以记录，签字，备案。若一切正常，则 6 个月后不再复查；如在 6 个月之内出现异常，则需积极治疗处理。事故报告单为一式两份，将一份交值班护士长并叫他 / 她签字，以便护理部掌握情况，最后交医院事故鉴定委员会；另一份则保留在当事人的病案中。

附录四　浙江邵逸夫医院职业安全防护措施一

医院应提供恰当的个人防护用具以便预防暴露于可能具有传染性的物质

中；涉及可能具有传染性物质的所有操作都应遵循这样一种方式：即尽一切可能减少这些物质的洒落、飞溅或形成小飞沫；血标本或其他可能有传染性的物质应当置于容器中，在收集、处理、加工、储存或运输过程中都要防止容器泄漏；对医疗废物进行存放和处理应根据医院的规定；任何用于储存和运输血液或其他可能具有传染性的物质，必须贴上标签，告诫“内有传染性物质”。

1. 一般常规性预防　所有要接触可能具有传染性的物质都应当使用适当的个人防护用具，如手套：当员工在接触血液及可能具有传染性的物质、黏膜、不完整皮肤、组织或体液时，理所当然地应戴手套，每操作一个病人都需要换手套，已接触过可能具有传染性物质后的手套应脱掉；工作衣或隔离衣：当员工的皮肤或衣服可能接触血液或其他具有传染性的物质时，在工作之前应穿工作衣或隔离衣，每操作一个病人需要更换工作服或隔离衣；在可能有严重污染时应戴外科帽子和脚套；戴口罩。

2. 特殊疾病预防　一些可能具有传染性的病人除一般性预防措施外需要采取疾病特殊预防。

特殊预防职责有：医师开始和停止特殊疾病的预防，护士如果认为有隔离的必要，应先采取隔离措施，并在 24h 内通知医师开医嘱。

职能部门应确保洗手场所和设备应设在职工易于找到的地方；在脱去手套之后和不需手套与另外病人接触之前应立即或尽可能地洗手；员工适当应用个人防护用具；在有可能暴露于传染性物质之中的工作场所，不得进食食物、饮料和化妆品，取下或戴上隐形眼镜；在具有传染性物质可能出现的地方，不能搁置食物和饮料；所有可能存在职业性暴露于潜在性物质的员工，在从事该种工作之初并在其后至少每年一次接受有关感染控制方面的培训；所有员工都应遵守本制度和有关一般性预防及特殊疾病预防的规定。

附录五　香港护士职业安全防护措施

1. 职业安全教育　香港医院管理局在全港医院中进行职业安全教育（简称职安教育）。在医院里，随处可见安全教育宣传工作画、警示标记。如使用注射器等锐利物品的注意事项、避免腰部劳损的操作技巧、防跌10要诀等壁画，以及各种可随手取阅的卫生宣传手册，如糖尿病的防治、吸烟的危害等。

2. 安全护理设施　在护理设施上，充分考虑到善用资源，减少人工，保证安全，病人舒适等因素，配备了大量既方便病人又减轻护士劳动强度的医疗设备。如将病人从平车移至病床上的滑板、可升降可抬高床头床尾的病床、搬运卧床病人用的升降移动设备、如厕用的特制轮椅等。护士站、治疗室的水龙头全部为长柄开关、按压式样，配备给皂器、烘干机或擦手纸等设施，既可避免交叉感染，又可节省能源。这些设施省时省力又省人，在极大地方便和满足病人需要的同时，也保护了员工的健康与安全，更重要的是这些设施让每一位员工都深切感受到医院对员工的真正关怀。

3. 预防职工滑倒、绊倒和失足的安全措施　经常提高警觉；留意危险；呈报危险或解决问题；保持走廊、楼梯和通道畅通；行走在有油垢的地面时，要减慢速度；在梯级或任何湿滑的地方，使用防滑板或垫子；选用防滑鞋子；如有溅湿情况，应立刻清理。应封锁受影响的地方，然后前往取用清洁用品；通知在有危险地方的其他人；确保工作地点光线充足；紧握扶手；切勿从装备上跳下或乱跑；应逐级上下楼梯。

附录六　医务人员免疫接种方案

医务人员必须接受的免疫接种方案（引自美国CDC）

| 疫苗名称 | 初始接种计划 | 指　　征 | 禁忌证 | 特别注意 |
|---|---|---|---|---|
| 重组乙型病毒性肝 | 全程免疫：5μg，按0， | 暴露于血液及体液的危 | 无明显不良反 | 对乙型病毒性肝炎感染者无治疗作用或不良反应，接触病人血液 |

| | | | | |
|---|---|---|---|---|
| 炎疫苗 | 1，6月方案，三角肌肌内注射，不需加强 | 险的工作环境境中的医务人员 | 应 | 者<br>在完成接种1～2个月后检查是否<br>有血清免疫反应。对全程免疫后抗<br>体不产生者，可再加强免疫1次，剂量为10μg |
| 流行性感冒疫苗（灭活的全或亚单位疫苗） | 预测的流行病毒株疫苗，每年肌内注射接种 | 接触高危病人或在慢性病医疗机构工作 | 食用鸡蛋蛋白有过敏史者 | 接种后处于发生严重流行性感冒并发症的孕妇，对母体和胎儿无危害<br>危险性，且能减轻严重流行性感冒并<br>发症的危险性，但不主张妊娠早期<br>使用 |
| 麻疹活疫苗 | 1剂皮下注射。至少1个月后接种第2次 | 1957年以后出生且1岁以后没有接种过两次麻疹疫苗；或未得过麻疹；<br>或没有麻疹免疫力者 | 孕妇，免疫抑制者（包括HIV感染伴严重免疫抑制），对明胶或新霉素过敏者；最近用过 | 麻疹-风疹-腮腺炎三联疫苗适应<br>对于风疹及腮腺炎敏感者；1963~1967年接种过死疫苗，死疫苗<br>加活疫苗或未知型疫苗者均需再<br>重新接种2剂活疫苗。已注射丙<br>种球蛋白的至少在1~31个月后才<br>能注射 |

| | | | | |
|---|---|---|---|---|
| | | | 免疫球蛋白 | |
| 腮腺炎活疫苗 | 1剂皮下注射，不需加强 | 对腮腺炎易感者都可接种，1957年以前出生的成年人可认为有免疫力 | 孕妇，免疫抑制者，新霉素过敏者 | 对风疹或腮腺炎易感者可用MMR三联疫苗 |
| 风疹活疫苗 | 1剂皮下注射，不需加强 | 除育龄妇女外，缺乏1岁以后接种该疫苗的证据者，1957年以后出生者 | 孕妇，免疫抑制者，对新霉素或明胶过敏者，接种后6周内避免使用水杨酸制剂 | 孕妇接种或接种后3个月内怀孕可能引起胎儿畸形，部分可选用MMR三联疫苗 |
| 水痘一带状疱疹活疫苗 | 1剂皮下注射0.5mL，≥13岁者隔4～8周再接种一次 | 无可靠水痘病史或水痘免疫力者 | 孕妇，免疫抑制者，对新霉素或明胶过敏者，接种后16周内避免 | 由于71%~90%的人虽无带状疱疹史但有免疫力，接种前应检查免疫力 |

| | | | | |
|---|---|---|---|---|
| | | | 使用水杨酸制剂 | |

医务人员特殊情况下可选择的免疫接种方案

| 疫苗名称 | 初始接种计划 | 指　　征 | 禁忌证 | 特别注意 |
|---|---|---|---|---|
| 卡介苗 | 0.3mL 皮内注射，不推荐加强 | 医务人员处于下列社区[①]有 MDR-TB①流行；②有结核感染存在；<br>③缺乏防止结核感染的隔离措施免疫抑制者[②]，妊娠 | 注意应用卡介苗之前咨询当地卫生行政部门 | |
| 甲型病毒性肝炎疫苗 | 2 次肌内注射，<br>间隔 6～12 个月 | 在美国推荐用于与甲型肝炎病毒感染灵长类动物或在甲型肝炎病毒实验室工作者 | 对明胶或苯氧基乙醇过敏者对孕妇的安全性尚未确定，对胎儿的影响小，需考虑高危孕妇使用的利弊 | 医务人员去甲型<br>病毒性肝炎流行<br>区旅游时需考虑<br>接种。注射过丙种球蛋白的人需 8 周后注射 |
| 流行性脑 | 皮下注射 1 | 不常规使用 | 孕妇安全性尚 | 可以应用于某 |

| | | | | |
|---|---|---|---|---|
| 脊髓膜炎<br>多糖疫苗<br>(A，C，<br>W135，Y<br>四联疫苗) | 次，<br>根据说明使用 | | 未确定，除非<br>存在感染的风险<br>度危险，孕妇<br>不能接种 | 些<br>暴发流行时 |
| 脊髓灰质<br>炎疫苗 | 2剂量，皮下注<br>射，间隔4～8<br>周，第2次后<br>6～12个月第3<br>剂量，可用IPV<br>或OPV[③]强化 | 接触分泌野毒株病人<br>的医务人员和接触含<br>野毒株标本的实验室<br>人员 | 有链霉素或新<br>霉素过敏史<br>者，由于它对<br>孕妇的安全性<br>未确定，不能<br>应用于孕妇 | 对免疫抑制者或<br>护理免疫抑制病<br>人者只能用IPV；<br>需立即产生保护<br>作用者使用OPV<br>疫苗 |
| 狂犬疫苗<br>（地鼠肾<br>组织培养<br>人用疫苗） | 于咬伤当日和<br>3，7，14，30<br>d各注射<br>2ml，<br>严重咬伤者可<br>在注射疫苗前<br>先注射抗狂犬<br>病血清 | 在接诊或科研中接触<br>过狂犬病毒者，或被<br>实验的动物如猫、狗<br>等咬伤者 | 加强频率取决<br>于暴露频率，<br>可参考CDC<br>相关指南。严<br>重咬伤者可考<br>不再注射疫苗<br>前先注射抗原<br>犬病血清 | |
| 破伤风与 | 第1年间隔4 | 所有成人，处理可疑 | 妊娠前3个月； | |

| | | | | |
|---|---|---|---|---|
| 白喉（Td） | -8 周肌内注射 2 剂量，第 2 次与第 3 次间隔 6～12 个月，每 10 年加强 1 次 | 伤口时预防破伤风 | 有神经反应或高敏反应史；以往使用发生严重局部反应（ Arthus 反应），不要再常规给予或不急诊时用 | |
| 伤寒菌苗（肌内注射，皮内注射，口服） | 肌内注射 0.5 ml，每 2 年加强 1 次；若持续暴露每 3 年 0.5ml 皮内注射或口服 4 次；ty21a 疫苗推荐每 5 年口服 4 次 | 频繁与沙门菌接触的实验室人员 | 以往使用伤寒疫苗出现严重局部或全身反应者，tv21a 疫苗不能用于免疫抑制者 | 对于实验室人员，疫苗并不能代替其他预防措施 |
| 牛痘疫苗（天花疫苗） | 1 剂量用专用接种针接种，每 10 年加强 1 次 | 直接接触能感染人的重组牛痘病毒或猴痘病毒（如猴天花，牛天花等）感染的动物或培养物 | 孕妇，现症或既往湿疹者，或免疫抑制者 | 直接接触进行重点组天花病毒临床研究志愿者的污 |

| | | | | |
|---|---|---|---|---|
| | | | | 染衣物、敷料或其他感染性材料的人员 |

注：①MDR-TB：多重耐药结核分枝杆菌。

②免疫抑制者系指HIV感染、白血病、淋巴瘤、妊娠、使用肾上腺皮质激素、烷化剂、抗代谢药以及放射线治疗。

③由于成年人口服脊髓灰质炎疫苗（OPV）发生麻痹性脊髓灰质炎危险　性稍高，所以需接种灭活疫苗（IPV）。

## 第二节　护理病毒性肝炎病人的职业安全防护

病毒性肝炎根据病原体不同可分为甲、乙、丙、丁、戊、庚型病毒性肝炎（vlrd hepatitis ABCDEG）。其中甲、戊型病毒性肝炎为肠道传染病，乙、丙、丁、庚型病毒性肝炎为血液一体液途径传播的传染病。丁型肝炎病毒(hepatitis Dvirus，HDV）是一种缺损病毒，必须与乙型肝炎病毒共生才能复制，因此，有效预防乙型病毒性肝炎同时可预防丁型病毒性肝炎。而庚型病毒性肝炎在我国不多见。本节重点介绍乙型病毒性肝炎和丙型病毒性肝炎。

乙型病毒性肝炎是由乙型肝炎病毒（hepatitis B virus，HBV）感染所致的肝脏炎症，主要通过血液一体液、母婴、生活密切接触、性接触等途径传播。我国属高流行区，乙型病毒性肝炎表面抗原（HBsAg）在我国人群中的阳性率为9.75%。大部分HBV感染者长期不发病成为HBsAg无症状携带者，但仍具有传染性。

丙型病毒性肝炎是由丙型肝炎病毒（hepatitis C virus，HCV）感染所致的肝脏炎症，在输血后肝炎最多见，约占输血后肝炎的90%以上。在我国人群感染率为0.9%～5.1%，平均约3.2%。丙型病毒性肝炎的传播途径包括血液、血制品、医源性交叉感染（手术、注射、肾透析）、性接触、母婴、日常生活（经创口、咬伤）。

【临床表现】

乙型病毒性肝炎临床表现多样化，包括急性、慢性、淤胆型和重症型肝炎。

急性乙型病毒性肝炎起病较缓慢，常无发热，表现为全身乏力，食欲不振、厌油、恶心、呕吐、腹痛、肝区痛、腹泻，尿色深，巩膜、皮肤出现黄染，肝功能异常，以后逐渐恢复。但少数病例反复迁延成为慢性肝炎。

极少数病例（占全部病例的0.2%～0.4%）乙型可发展为重症型乙型病毒性肝炎，重症型乙型病毒性肝炎又可分为急性、亚急性、慢性三种类型。急性重症型肝炎为起病10d内出现黄疸，并迅速加深，肝脏迅速缩小，有出血倾向，中毒性鼓肠，腹水迅速增多，有肝臭、急性肾功能不全和不同程度的肝性脑病。起病10d以上出现上述症状者，为亚急性重症型肝炎。表现同亚急性重症肝炎，但有慢性肝炎或肝硬化症史、体征及肝功能损害者为慢性重症型肝炎。

淤胆型乙型病毒性肝炎主要表现为较长期（2～4个月或更长）肝内梗阻性黄疸，如皮肤瘙痒、粪便颜色变浅、肝大和梗阻性黄疸的化验结果。

丙型病毒性肝炎表现与乙型病毒性肝炎相似而较轻。黄疸发生率及转氨酶升高程度较乙型病毒性肝炎低，但慢性型发生率较高。

【危险因素】

（一）高危操作

同AIDS职业防护的高危操作。

（二）危险性

HBV在乙型病毒性肝炎病人血液中大量存在，每毫升血液中有近1亿个病毒微粒，而普通人群对HBV极易感。只需极少量（$10^{-4}$mL）污染的血液进入人体即可导致乙型病毒性肝炎显性发病，10—7mL 血液可致隐性感染。因此，如被带有 HBV 血液所污染的利器刺伤，受伤者有 6%～30%的机会感染乙型病毒性肝炎，如果该病人 HBeAg 阳性，则感染的机会是 27%～43%。

如被带有 HCV 血液污染的利器刺伤，受伤者有 3%～10%的机会因此感染丙型病毒性肝炎。

【安全防护措施】

（一）高危操作预防与处理

1.针刺的预防与处理

（1）经职业性接触 HBV 的处理　①原病人及伤者都应进行验血，前者检验乙型病毒性肝炎表面抗原（HBsAg），后者则须同时检验乙型病毒性肝炎表面抗原和抗体（HBs Ab）。②如果伤者以前曾接受乙型病毒性肝炎疫苗注射，并确定有足够的抗体；或以前曾受感染而已经有免疫力；或伤者本身是乙型病毒性肝炎带病毒者则无须进一步处理。③原病人不是乙型病毒性肝炎带病毒者，而伤者以往接种疫苗后未能产生抗体，则不须再进一步处理；如果受伤者从未接种疫苗，应立即进行预防接种。④原病人是乙型病毒性肝炎带病毒者，如果受伤者以往曾接种疫苗而未能产生抗体，应于 24h 内（最好不要超过 7d）接受注射一剂乙型病毒性肝炎免疫球蛋白（HBIG），于 1 个月后注射第二剂；对于未曾注射疫苗的伤者，应注射一剂 HBIG，然后再进入预防接种。

（2）经职业性接触 HCV 的处理①原病人及伤者都应进行丙型病毒性肝炎抗体测试。②对于意外发生的职业性接触，现在并没有有效的疫苗或药物能阻止丙型病毒性肝炎的感染。③如原病人丙型病毒性肝炎抗体阳性，伤者应于 6 个月后重复检验丙型病毒性肝炎抗体及肝功能，以确定是否职业感染。

2.处理血液、体液等高危操作的预防与处理

（1）预防详见 AIDS 的职业防护。

（2）处理护士因处理病人血液、体液而被污染皮肤或黏膜后的处理同针刺后的处理。

（二）HBV、HCV 的消毒

1.抵抗力　HBV 对外界环境的抵抗力较强，对低温、干燥、紫外线均有耐受性。不被 70%乙醇灭活，因此这一常规用的消毒方法并不能用于 HBV 的消毒。高压灭菌法或100℃加热10min和环氧乙烷等均可灭活HBV，0.5%过氧乙酸，2%戊二醛亦可用于消毒。

HCV 对氯仿、乙醚等有机溶剂敏感。高压蒸汽灭菌法、2%戊二醛可用于消毒，60℃10h 或 1：1000 福尔马林 37℃ 6h 可使血清传染性丧失，血制品中的 HCV 可用干热 80℃ 72h 或加变性剂使之灭活。

2.HBV、HCV 污染物品、环境的消毒

（1）医疗器材　不论是一次性使用或可反复使用的医疗器材，在使用后必须先消毒后才可做进一步处理。最好的消毒方法是高压蒸汽灭菌法，对不能进行高压蒸汽灭菌的器材，可应用适宜的消毒剂浸泡，如 2%戊二醛。

（2）病人的排泄物、分泌物对病人的排泄物、分泌物可以 20%漂　白粉混合后放置 1～2 h。对被污染的水应先行消毒后再排放。

（3）餐具可用加热法或微波消毒。病人应使用单独的餐具，以便能重点处理。

（4）环境及居室用品环境或居室用品有明显血液、体液污染时用新配制的 5%次氯酸钠溶液擦洗。其他桌椅、床栏等可每日用 84 消毒液（1：200）擦洗。

（5）污染物品、废物病人使用过的一次性污染物品或可燃废物（如敷料、纱布）装入塑料袋中焚烧处理。如没有焚烧条件的，应先行灭菌或消毒处理后再废弃。

（6）病理检查物　病理检查的组织或器官要浸泡在 10%甲醛液

中，容器放入另一个不透水的容器内。

（7）交通工具运送病人的交通工具先用 20%漂白粉液或其他含氯消毒剂喷洒，待干燥后再擦干净。

## 第三节　护理流行性感冒病人的职业安全防护

流行性感冒（influenza）简称流感，是由流感病毒引起的急性呼吸道传染病。病毒具有高度传染性，传染源为病人和隐性感染者，主要通过空气飞沫经呼吸道传播，也可通过被病毒污染的食物间接传播。可侵袭世界上所有性别、年龄和种族的人群，由于病毒的高度传染性和不断发生的突变，使得产生新的病毒亚型毒株，同时人们缺乏对新亚型毒株的免疫力，导致流行甚至世界范围大流行，发病率可高达 14%～50%。除大流行外，流感还会引发许多并发症并造成死亡，特别是引起老年人、慢性病病人、体弱者和幼儿的死亡。流感病毒分为甲、乙、丙三种类型：甲型病毒广泛分布于自然界，感染多种动物及人类。乙型病毒引起类似甲型病毒的感染症状，可局部流行，在流行时也可引起死亡。丙型病毒致病性相对较弱，未见变异，常呈散发流行。目前为止最严重的流感流行发生于 1918 年，共造成 2000 多万人死亡，超过第一次世界大战死亡的总人数。在美国，每年流感导致的死亡人数超过 AIDS 和车祸这两大“杀手”造成的死亡数。在流行季节，儿童发病率的死亡率为 2.7 / 10 万人，老年人可达 75.9 / 10 万人。对于个人、卫生行政部门和社会来说，流感带来的经济损失也相当严重。护士，特别是门诊、急诊部，呼吸道疾病病房的护理人员，由于需与流感病人或可疑流感病人的密切接触，容易受到流感病毒的感染，故需加强职业防护。

【临床表现】

流感全年均可发病，以冬春多见。潜伏期为 1～3d，最短数小时。其临床特征是呼吸道症状较轻而发热与乏力等中毒症状较重。病人表现为突然发热、咽痛、干咳、乏力、球结膜发红、全身肌肉酸痛。一般持续数日全身不适，严重时可致病毒性肺炎或肺部继发感染。流感根据临床表现分为以下几种临床类型：

（一）典型流感

急起畏寒高热、乏力、头痛、身痛、轻度咽干痛、胸骨下烧灼感，多无鼻塞流涕。可有鼻出血，腹泻水样便。急性热病容，面颊潮红，结膜充血，咽部充血轻，肺部可闻及干啰音。发热多于 1～2d 内达高峰，3～4d 内热退，但乏力可持续 2 周以上。

（二）轻型流感

急性起病，发热不高，全身与呼吸道症状都较轻，病程 2～3 d。

（三）肺炎型流感（流感病毒肺炎）

肺炎型流感主要发生于老年、幼儿或有原发疾病的病人与采用免疫抑制剂治疗者。初起如典型流感，1～2d 后病情迅速加重，出现高热、剧咳、血性痰，继之呼吸急促，发绀。双肺布满干湿啰音，而无肺搴变征。X 线检查双肺弥漫性结节阴影，以近肺门处较多。痰培养无常见的病原菌生长，易分离出流感病毒。抗生素治疗无效，多于 5～10d 内发生呼吸与循环衰竭而死亡。

（四）中毒型和胃肠型流感

中毒型极为少见，主要表现为高热及循环功能障碍，血压下降，可出现休克及 DIC 等严重症候，病死率高。胃肠型则以吐泻为特征。体征见眼结膜轻度充血，咽部充血，肺部有干啰音。

并发症：①细菌性上呼吸道感染，气管炎或支气管炎。②细菌性肺炎：流感 2～4d 后，高热、剧咳、脓性痰、呼吸困难、发绀、肺部湿啰音，或肺部实变征，白细胞总数与中性粒细胞数显著增高。痰培养可有病原菌生长。

【危险因素】

（一）空气带毒飞沫吸入

流感按照不同的病毒类型，可以引起暴发、小流行或是散发，病人常在门诊就诊，较重病人可能入住呼吸科病房或传染科病房，部分病人可能因未确诊分散在其他病房。流感病毒的传染性很强，传播速度快，主要通过空气飞沫吸入传播。流感病人的鼻咽部可有大量的流感病毒，当病人咳嗽、打喷嚏，甚至说话时，病毒均可随着飞沫飘入空气中。实验证明，在空气相对静止的室内，带有病毒的飞沫，大多数要在 30～60min 后才能从空气中消失，甚至在空气中飘浮长达 30h。在医院环境中，有时因人多而致空气污浊，或因寒冷及使用空调而门窗紧闭，这样，室内外的空气很难交换，房间里空气中的病毒数量很多。护士由于工作需要，需要长时间工作在这种环境中，这样，病毒便很容易被吸入体内而致病。

（二）病毒污染物接触

流感病毒也可通过被病毒污染的食物间接传播。流感病人的鼻涕、唾液以及痰液中含有大量的流感病毒，病人由于用手擤鼻涕时而被病毒污染，当其未洗的手即接触各种物品如门把手、电灯开关、床上物品等，又可使其受到污染；亦可由于病人的不良卫生习惯，如随便乱吐痰而污染某些物品。有证据表明病毒可在这些物体上存活达 3h 以上，护士可因接触这些物品而受流感病毒的感染。此外，护士还因需要为流感病人进行护理如洗脸、测体温、清除上呼吸道分泌物等而感染病毒致病。

有报道，护士与流感病人的频繁接触，可致 10%的护士感染流感。

【安全防护措施】

（一）隔离与治疗

隔离病人是减少传播的有效途径。对确诊和高度可疑的流感病人均应采取有效的呼吸道隔离措施，病人须隔离到退热后 2d，教育病人咳嗽、喷嚏、大笑时用手帕掩捂口鼻，鼓励病人戴口罩，并给予早期积极治疗，进行抗病毒和对症治疗，从而控制传染源，减少疾病的传播。

（二）注意室内通风

定时打开窗户，让空气流动起来，把病毒驱散，以减少流行性感冒传播的机会，有条件者，可对空气进行过滤，改善护士的工作环境。亦可在病房内安装排风扇促使室内空气的排出。

（三）消毒

定时按规定进行室内空气消毒，采用的措施包括：物理消毒法和化学消毒法。多使用物理消毒法如用紫外线照射，一般每日 2 次，每次 2h；亦可使用化学消毒法，如可用食醋或过氧乙酸熏蒸。此外，应对病人使用的物品、器械等用物理或化学的方法消毒。

（四）个人防护

护士在进入病房进行护理工作时应对个人采取防护措施：①戴口罩：阻挡带病毒飞沫的吸入。②洗手：护理病人后应及时洗手、消毒，洗手用的自来水开关最好采用脚踏式，否则需用避污纸开关水门，可以减少病毒在手上停留，避免感染。另外还要尽量避免用未经清洁、消毒的手去触摸自己的脸部。

（五）疫苗预防

在门诊、急诊，以及呼吸科工作的护士由于其经常接触到流感病人，可应用流感疫苗进行预防。常用的流感疫苗有减毒活疫苗和灭活疫苗，在疫苗株与病毒株抗原一致的情况下，均有肯定的预防效果。但因病毒易发生变异而难以对流行株做有效预防。减毒活疫苗采用鼻腔接种，使之引起轻度上呼吸道感染，从而产生免疫力。每人每次 0.5mL，在流行季节前 1～3 个月喷施双侧鼻腔。灭活疫苗采用皮下注射，副作用小，每次剂量为 1 mL。

（六）药物预防

特别是在流感流行期间，可服用利巴韦林或金刚烷胺，或以利巴韦林滴鼻，连续 1～2 周，均有较好的预防效果。金刚烷胺和金刚乙胺可阻断病毒复制，对甲型流感有预防和治疗作用，后者副作用较小。剂量为每日成人 200mg(2.5mg／kg)。可缩短病程并减少病毒的释放。须在发病后第 1d 开始应用，1 个疗程 3～5d，在甲型流感暴发后对易感者可考虑预防应用。此外，亦可采用中草药预防。

【疫情报告】

流感为乙类法定报告的传染病，各医疗单位要切实做好疫情报告工作。医疗保健人员、卫生防疫人员发现流感病人或疑有本病流行应及时（城镇于 12 h 内，农村于 24h 内）向当地卫生防疫机构报告疫情，采集急性期病人标本进行病毒分离及抗原检测。

## 第四节　护理结核病病人的职业安全防护

结核病是由结核菌引起的慢性传染病，可侵及许多脏器，以肺部受累形成肺结核最为常见。结核菌属分枝杆菌，其中引起人类结核病的主要为人型结核菌，牛型结核菌引起者少见。排菌肺结核病人为其最重要的传染源。感染途径主要为经呼吸道传播，其次为经消化道进入体内。感染结核菌后仅少部分人发病，主要与机体对结核菌的抵抗力有关，当抵抗力降低或由细胞介导的变态反应增高时，可能引起临床发病。本病的基本病理特征为渗出、干酪样坏死及其他增殖性组织反应，可形成空洞。除少数起病急骤外，大多数呈慢性过程。临床表现有低热、消瘦、乏力及盗汗等全身症状与咳嗽、咯血等呼吸道症状。若能及时诊断，并予以合理治疗，大多可获临床痊愈。

目前，不管是工业发达国家还是发展中国家都出现结核病流行的大回升。据 1997 年 WHO 发表的报告称，全球结核病仍然是传染病首位杀手，全球有 1／

3的人（约20亿）感染了结核病，现有结核病人约2000万，每年新增病人约900万，每年死亡人数高达300万。根据2000年我国第4次结核病流行病学抽样调查的初步结果表明，我国结核病疫情相当严重，全国三分之一的人口已感染了结核菌，受感染人数超过4亿，其中10%的人发生结核病。如不采取有效措施控制，在未来10年内可能有3000万人发生结核病。目前，流动人口的增加、耐药病人的产生、HIV与结核病的双重感染是结核病控制工作面临的新问题。如不立即采取强有力的措施，将造成结核病更为严重的流行和威胁。

护理人员由于与活动性肺结核病人的密切接触，可能感染结核菌。据报道：1999年日本护理协会所属的248个医疗单位中有7.3%的护理人员患结核病。在患结核病的护理人员中，以结核病院、疗养院的护士最多，其次是专科医院。

【临床表现】

结核病中以肺结核最多见，而排菌肺结核病人是最重要的传染源，故重点介绍肺结核的临床表现。肺结核分原发性与继发性两大类和5型：①原发性肺结核。②血行播散性肺结核。③浸润性肺结核。④慢性纤维空洞性肺结核。⑤结核性胸膜炎。

典型肺结核起病缓慢，病程较长，有低热、倦怠、食欲不振、咳嗽及少量咯血。但多数病人病灶轻微，无显著症状，经X线健康检查时偶被发现。亦有以突然咯血才被确诊，追溯其病史可有轻微的全身症状。少数病人因突然起病及突出的中毒症状与呼吸道症状，而经X线检查确诊为急性粟粒型肺结核或干酪样肺炎。老年肺结核病人，易被长年慢性支气管炎的症状所掩盖。鉴于肺结核临床表现常呈多样化，在结核病疫情已基本得到控制、发病率低的地区，医务人员在日常诊疗工作中尤应认识其不典型表现。

（一）症状

1. 全身症状

午后低热、乏力、食欲减退、消瘦及盗汗等中毒症状。若肺部病灶进展播散，则可呈不规则发热。妇女可有月经失调或闭经。

2. 呼吸系统症状

常为干咳或带少量黏液痰，继发感染时，痰呈黏液脓性。约 1/3 的病人有不同程度咯血。病灶炎症累及壁层胸膜时相应胸壁有刺痛，一般多不剧烈，随呼吸及咳嗽时加重。肺部病灶范围较大或广泛时，可伴呼吸功能减退，出现呼吸困难。甚至缺氧发绀，若并发气胸或大量胸腔积液，其呼吸困难症状尤为严重。

（二）体征

早期病灶小或位于肺组织深部，多无明显异常体征。病变范围较大时，患侧肺部呼吸运动减弱，触诊语颤减弱，叩诊呈浊音，听诊呼吸音减低，或为支气管肺泡呼吸音。若肺部病变发生广泛纤维化或胸膜粘连增厚时，患侧胸廓常呈下陷、肋间隙变窄、气管移位与叩诊浊音，对侧可有代偿性肺气肿。

（三）辅助检查

目前肺结核病的诊断主要依据胸部 X 线和痰结核菌检查，结合临床表现、结核菌素试验等综合分析后做出判断。由于临床表现是非特异性的，结核菌素试验主要说明结核菌感染的情况，而不能说明是否患结核病，因此只能作为参考指标。X 线检查对肺部病变的发现具有很好的作用，但对某些表现不典型的影像难以确定性质。痰结核菌检查虽只有一半左右肺结核病人可找到结核菌，但一旦发现结核菌，其诊断的准确性非常大，特别是因为痰涂片检查找到结核菌的病人是结核病的传染源，是结核病控制工作的重点对象。因此对怀疑为肺结核的病人应做 3 次痰涂片检查，有条件的地区应有 1～2 次痰结核菌培养的结果。

【危险因素】

结核菌感染的主要对象为与排菌肺结核病人有密切接触的人，如肺结核病人的家属成员（尤其是儿童）、与病人接触的医务人员，以及在通风不良环境中集体生活和工作的人群（如学生、单身职工等）。而结核菌素主要的感染途径就是经呼吸道传播，接触者吸入病人咳嗽、打喷嚏时喷出的带菌飞沫而受感染。

世界卫生组织第九次结核病专家委员会即指出：与结核病人接触的医务人员为结核病高发人群。护士的职业危险性在于需要（如结核病医院）或可能（如综合性医院）长期密切接触排菌肺结核病人。护士在无任何防范措施的情况下与结核病病人接触的情况很多，如抢救病人、协助病人进行辅助检查、日间护理等与病人密切接触。1925 年 Britton 和 Bollman 报告芝加哥的所有护士中患结核病的人高达 2.2%。国内王忠仁曾对其所在医院 1986～1991 年 6 年间职工中肺结核的发病情况进行了调查，结果发现青年护士肺结核的发病率最高。美国国立过敏性及传染性疾病研究中心（NIAID）指出：如与开放性肺结核病人每天接触 8h 持续 6 个月，或每天接触 24h 持续 2 个月，将有 50%可能被感染结核菌。在综合性医院，医务人员结核菌感染的危险性比结核病医院更大。调查发现，肺结核病人主要靠被动的因症求诊，其中 90%以上的痰菌涂片阳性肺结核病人，首次就诊是在综合医疗机构，而非结核病防治机构，一旦误诊住院对周围的病人及医院内医务人员危害性极大。此外，综合医院存在防护措施不力，未严格遵照卫生部《肺结核病人归口管理》的规定将诊断为活动性肺结核病人及可疑肺结核病人报告并转诊到结核病防治专业机构治疗和管理。甚至未按规定对医疗区进行空气消毒等。另外，护士的自我防护意识差，如护士经常不戴口罩、对结核病缺乏足够的认识，医院设施不完善，如病室内的换气及气体消毒设备不完善等，也是护士职业感染结核病的危险因素。

【安全防护措施】

随着医学科学的迅速发展和对医院感染认识的提高，护士的自我防护问题越来越受到国内外同行的关注。美国职业安全保障和健康管理组织（OSHA）要求医院工作人员在处理有危险的工作前，应接受适当的训练，并制定了OSHA措施。医护人员严格的自我防护不仅可以避免自身遭受疾病的侵袭，同时避免了医院感染给病人带来的痛苦。

（一）管理传染源

积极治疗排菌病人，病人一旦被确诊应服用异烟肼、利福平等抗结核药物，开始治疗2周后痰液中结核菌数量即明显减少，仅为原来的5%左右；治疗4周后则减少至原来的0.25%。结核菌不仅在数量上明显减少，而且活力也减弱，甚至可以丧失活力，再加上服药后，咳嗽很快消失，传染性明显减弱或消失。因此化疗不仅是治疗的有效武器，也是控制传染、控制结核病流行的主要预防性武器，所以有效的化疗被称为“化学隔离”。

在综合性医院里，任何确诊的活动性肺结核病人以及可疑的肺结核病人均应及时报告并转诊到结核病防治专业机构进行诊治和管理。

（二）防止空气污染

主要阻止痰菌阳性病人排菌到空气中，防止空气传播最理想的方法就是教育病人咳嗽、喷嚏、大笑时用手帕掩捂口鼻，这样即切断了传播途径的起点。护士在面对面与病人接触时应戴口罩，一般纱布口罩对传染性微滴核可渗透，因此其保护作用不大，建议使用紧贴口鼻的滤菌口罩。在支气管镜检查室、雾化吸入室及吸痰室应安装高效粒子过滤器，并将空气排出室外，这样可以防止含菌微滴在室内散布，以保护医务人员。

（三）环境控制

大量排菌病人排出的飞沫核数量很多，如连续吸入可致感染，因此良好的通风是减少结核病传染的最有效的环境控制措施之一。把结核病房的门关闭，打开窗户是理想的通风办法，曾有人推算过室内每小时通风6次，可减少99%

的飞沫核。也可在病房及隔离室安装排风扇向室外排气。

（四）紫外线空气消毒

波长254nm的紫外线照射，具有高效杀灭空气飞沫核中的细菌作用。可以迅速消毒污染区的空气，不仅对结核菌有效，对防止医院内交叉感染亦有效，可保护护理人员。每日3～4次，每次30～45min。照射应在清洁打扫前，同时应有良好的通风。此外，太阳光是紫外线最经济的来源，因此理想的病室应具有大的窗户。

（五）增强护士的自我防护意识

护士要具备极强的自我防护意识，对每一个有呼吸道症状的病人都应当做可能的传染源，而采取自我保护，在为病人做护理工作的过程中，必须戴口罩，与病人保持一定的距离，嘱咐病人不要面对自己咳嗽、打喷嚏等。护士应定期进行体格检查，每年需做1～2次胸部X线检查，如检查患有免疫低下或抑制的疾患，则应避免接触传染性肺结核病人。

【疫情报告】

卫生部卫疾控发（1996）第5号文件已经把肺结核病列为《中华人民共和国传染病防治法》乙类传染病管理。要求凡在各级各类医疗卫生单位诊断为活动性肺结核的病人，要认真填写传染病报告卡片，城镇于12h内，农村于24h内向当地卫生行政部门指定的卫生机构寄出。除急、重症病人外，将病人转至结核病防治机构进行登记、治疗和归口管理。结核病疫情报告、登记系统是国家结核病防治规划的重要内容，是结核病监测的重要资料来源，也是控制结核病的重要技术措施之一，是决定和考核防治效果的重要信息资源。因此，及时、准确报告和登记肺结核疫情是每个医疗卫生单位和医务人员的法律义务和历史责任。

## 第五节　护理破伤风病人的职业安全防护

破伤风是由破伤风杆菌引起的一种急性特异性外科感染，常和创伤相关联，除了可能发生在各种创伤后，还可能发生于不洁条件下分娩的产妇和新生儿。该病菌为专性厌氧，革兰染色阳性。平时存在于人、畜的肠道，随粪便排出体外，以芽孢状分布于自然界，尤以土壤中为常见。创伤伤口的污染率很高，战场中污染率可达 25%～80%，但破伤风发病率只占污染者的 1%～2%，破伤风发病必须具有其他因素，主要因素就是缺氧环境。在缺氧环境中，破伤风杆菌的芽孢发育为增殖体并迅速繁殖产生大量外毒素：痉挛毒素与溶血毒素。其中痉挛毒素作用于脊髓运动神经，致使随意肌紧张与痉挛，阻断脊髓对交感神经的抑制，致使交感神经过度兴奋。

【临床表现】

一般有潜伏期，通常是 6～12d，个别病人可在伤后 1～2d 就发病。潜伏期越短者，预后越差。前驱症状是全身乏力、头晕、头痛、咀嚼无力、局部肌肉发紧、扯痛、反射亢进等。典型症状是在肌紧张性收缩（肌强直、发硬）的基础上，阵发性强烈痉挛，通常最先受影响的肌群是咀嚼肌，随后顺序为面部表情肌、颈、背、腹、四肢肌，最后为膈肌。相应出现的症状为：开口不便或小儿拒绝吮乳，以后逐渐变为牙关紧闭，不能进食；蹙眉、口角下缩、咧嘴，出现“苦笑”面容；颈部强直、头后仰，背部后伸，四肢的屈膝、弯肘、半握拳等，出现“角弓反张”或“侧弓反张”状态；咽肌强直性痉挛时出现吞咽困难，膈肌受影响时，面唇青紫，呼吸困难，甚至呼吸暂停，导致窒息。上述发作可因轻微的刺激，如光、声、接触、饮水等而诱发。发作时神志清楚，表情痛苦，每次发作时间由数秒至数分钟不等，发作频繁者，常提示病情严重。每次发作后往往大汗淋漓，极度疲乏，甚至衰竭。病人死亡原因多为窒息，心力衰竭或肺部并发症。

【危险因素】

（一）气管切开术后护理

气管切开术后护理包括吸痰、内套管的更换消毒、口腔护理和切口的换药等。在进行上述操作时，非常容易被病人的痰液污染双手。病人剧咳时，极有可能将痰液喷射到医务人员脸上。

（二）处理伤口

给病人进行清创和伤口换药时，极易污染双手。

【安全防护措施】

（一）隔离措施

破伤风病人必须严格隔离：病人住单间，病室要求遮光、安静、温度为15℃～20℃。为防止病人痉挛发作，护理治疗应安排有序，尽量把各项操作安排在同一时间段内执行。

（二）免疫预防

破伤风是可以预防的疾患。由于破伤风杆菌是厌氧菌，其生长繁殖必须有缺氧的环境。因此，创伤后早期彻底清创，改善局部循环，是预防破伤风发生的关键；此外，还可通过人工免疫，产生较稳定的免疫力。人工免疫有自动和被动两种方法。无论平时、战时都应更多地推广自动免疫法。

1. 自动免疫法　自动免疫法是以破伤风类毒素为抗原，注射到人体后，使体内产生抗体。具体方法是，前后共注射 3 次，每次 0.5mL。第一次皮下注射精制破伤风类毒素后，间隔 4~8 周，再进行第 2 次皮下注射，即可获得“基础免疫力”。如果在 6 个月～1 年后进行第 3 次注射，就可获得较稳定的免疫力。这种免疫力可以保持 10 年以上，所以随后如 5 年追加注射 1 次，便能保持足够的免疫力。小儿对本病的自动免疫可与百日咳、白喉的免疫联合实行。

2. 被动免疫法　未接受自动免疫的伤员，伤后应肌内注射破伤风抗毒素

1500～3000U，伤口深、有泥土污染时剂量可酌情加倍。儿童与成人同量。因破伤风抗毒素和人体破伤风免疫球蛋白均无中和与神经组织结合的毒素的作用，故应尽早使用，以中和游离的毒素。抗毒素易发生过敏反应，注射前必须进行皮肤过敏试验。方法是从破伤风抗毒素 1500U 中抽 0.1 mL 加生理盐水至 1mL，皮内注射 0.1mL 做一皮丘，15～20min 后观察，如皮丘红肿直径在 1cm 以上或有发痒、荨麻疹则为阳性，应用脱敏注射法，即 1500 U 破伤风抗毒素分 4 次肌内注射，第 1 次抽破伤风抗毒素 0.1mL 加生理盐水至 1mL，第 2 次抽破伤风抗毒素 0.2mL 加生理盐水至 1 mL，第 3 次抽破伤风抗毒素 0.3mL 加生理盐水至 1 mL，第 4 次余量加生理盐水至 1mL，每次肌内注射间隔 15min，每次注射后，注意观察有无过敏反应，同时准备好肾上腺素，以防万一。若皮肤过敏试验为阴性，则可将破伤风抗毒素 1500U1 次性肌内注射。

（三）破伤风杆菌的消毒

破伤风杆菌对环境有很强的抵抗力，能耐煮沸 40～60min，在 5%碳酸氢钠中能存活 1 0h 以上。

（四）个人防护

护理人员在护理破伤风病人时应严格执行无菌操作。护理人员应穿隔离衣，戴手套、戴面罩及护目镜。特别是为破伤风病人行气管切开术后护理时，更应加强个人防护，病人的用品和排泄物均应消毒，更换的伤口敷料应予以焚烧，防止交叉感染。

【疫情报告】

破伤风属于丙类传染病。任何人发现传染病人或疑似传染病人，都应及时报告。

## 第六节　护理狂犬病病人的职业安全防护

狂犬病又称恐水症，是由狂犬病毒所致，以侵犯中枢神经系统为主的急性人、兽共患传染病。人狂犬病通常由病兽以咬伤方式传给人。死亡率为100%。

【临床表现】

潜伏期长短不一，5d至19年或更长，一般为1～3个月。典型临床表现分为3期：

（一）前驱期

常有低热、倦怠、头痛、恶心、全身不适，继而恐惧不安，烦躁失眠，对声、光、风等刺激敏感而有喉头紧缩感。在愈合的伤口及其神经支配区有痒、痛、麻及蚁走异样感觉。本期持续2～4d。

（二）兴奋期

表现为高度兴奋，突出为极度恐怖表情、恐水、怕风。体温升高。恐水为本病的特征。典型病人虽渴极但不敢饮，见水、闻流水声、饮水，或仅提及饮水时均可引起咽喉肌严重痉挛。外界多种刺激如风、光、声也可引起咽肌痉挛。常因声带痉挛伴声嘶，说话吐词不清，严重发作时出现全身肌肉阵发性抽搐，因呼吸肌痉挛而致呼吸困难和发绀。病人交感神经功能亢进，大量出汗、乱吐唾液、心率加快、血压上升等，但病人神志多清楚，可出现精神失常、幻视幻听等。本期持续1～3d。

（三）麻痹期

病人肌肉痉挛停止，进入全身弛缓性瘫痪，由安静转入昏迷状态。最后因呼吸、循环衰竭死亡。本期持续一般为6～18h。

【危险因素】

狂犬病毒主要通过咬伤传播，也可通过带病毒犬的唾液，经各种伤口侵入。医护人员在反复冲洗被狂犬咬伤的伤口时可能接触从伤处流出的狗涎而感染；也可在挤出病人局部伤口污血及伤口底部和周围浸润注射时，因医护人员自身皮肤破损而感染被狂犬病毒污染的血。

【安全防护措施】

（一）严格隔离

狂犬病人必须采取严格隔离，防止唾液传染。保持病人安静，减少光、风、声等刺激，狂躁时用镇静剂，尽量避免被病人抓伤。

（二）采取综合性预防措施

同经血液传播疾病预防措施。特别注意当接触病人唾液时要戴手套、口罩、面罩以保护自己。

（三）加强暴露前和暴露后预防

我国为狂犬病高发区，特别是湖南省，因狂犬病死亡的病人数居全国第一。故凡被犬咬伤者，或其他可疑动物咬伤、抓伤者，或医护人员的皮肤破损处被狂犬病病人唾液沾污时均需要做暴露后的预防接种。目前主要使用安全有效的细菌培养疫苗。国内主要采用地鼠肾细胞疫苗，暴露前预防：接种 3 次，每次 2mL，肌内注射，于 0、7、21 d 进行；2～3 年加强注射 1 次。暴露后预防：共接种 5 次，每次 2mL，肌内注射，于 0、3、7、14d 和 30d 完成，如严重咬伤，可全程注射 10 针，于当日至第 6d 每日 1 针，随后于 10、14、30、90d 各注射 1 针。WHO 建议职业暴露后需经如下处理（表 13-1）：

**表 13-1 职业暴露于狂犬病后的处理（WHO）**

| 暴露的类型 | | 处理方法 |
|---|---|---|
| Ⅰ型 | 触摸或饲养动物，完整皮肤被舔 | 无需处理 |
| Ⅱ型 | 无防护皮肤被啃咬，无流血的轻度擦伤或抓伤，破损皮肤被舔 | 立即接种疫苗 |
| Ⅲ型 | 一处或多处皮肤的穿透性咬伤，唾液小型污染黏膜（被舔） | 同Ⅱ+抗狂犬病免疫球蛋白 |

当处理免疫反应低下的病人，或暴露时间超过 48h，WHO 建议首针免疫剂量加倍。

【疫情报告】

狂犬病属于乙类传染病。狂犬病的防治管理工作，由各级政府畜牧兽医、卫生、公安部门按照国务院的规定分工负责。任何人发现传染病病人或疑似传染病人，都应及时报告。

## 第七节　医护人员的感染管理

医院工作人员不仅与社会中的传染病接触，同时在工作区域也随时有被病原体污染的危险，工作人员也可以成为病原体的传播者。故加强工作人员的医院感染管理不仅能减少医院感染的发病率，同时也为工作人员创造了一个安全的良好的工作环境。

（一）医务人员常见医院感染及危险性

据文献报道，美国的医院工作人员肝炎患病率比一般居民高 4 倍；英国的外科医师则高于伦敦市民的 10 倍。专家们估计，在我国乙型病毒性肝炎对医院工作人员感染的危险性比一般人群高 5～10 倍。

在医护人员的职业感染中最为严重的是肝炎。据国外报道，乙型病毒性肝炎的感染机会，医护人员比一般人要高得多，在某些国家，乙型病毒性肝炎已被立法机构视为一种职业病来考虑。乙型肝炎病毒抗体阳性率最高者为外科医师和病理科医生，其次是护士、实验室工作人员、肾病治疗部门工作人员、采血人员和牙科医师。医务人员常见医院感染及危险性见表 13-2、表 13-3。

**表 13-2 医务人员常见医院感染及危险性**

| 分类 | 致病菌 | 传播途径 | 主要控制措施 |
|---|---|---|---|
| 血液传染 | 乙型肝炎病毒，丙型肝炎 | 含病毒物质进入血液或组织 | 输血管理 |

| | | | |
|---|---|---|---|
| | 病毒，其他非甲非乙非丙组肝炎病毒，HIV | 织或直接与破损黏膜接触 | |
| 食入传染 | 甲型肝炎病毒，戊型肝炎病毒，沙门菌，志贺菌轮状病毒等肠道病毒 | 粪一口传播，食入病毒或病菌后发病 | 饮食卫生 |
| 接触传染 | 流行性角结膜炎病毒，单纯疱疹病毒，巨细胞病毒，金黄色葡萄球菌，A组链球菌 | 病毒或病菌直接接触黏膜或创面 | 洗手及个人卫生 |
| 吸入传染 | 呼吸道合胞病毒，Parvo.病毒，流感病毒，脑膜炎双球菌 | 呼吸时吸入散布在空气中含病毒或病菌的微粒 | 空气消毒环境卫生 |

**表13-3 怀孕职工接触传染病的危险性**

| 疾病或病原微生物 | 孕妇感染危险性 |
|---|---|
| 巨细胞病毒 | 对有症状病人有低度危险<br>在分娩期对埃可病毒有高度危险性 |
| 肠道病毒 | 对柯萨奇病毒有低度危险 |
| 乙型病毒性肝炎 | 有高度危险（怀孕6个月后） |
| 单纯疱疹 | 对分娩期有低度危险 |
| 流行性感冒 | 低度危险 |
| 麻疹 | 低度危险 |
| 腮腺炎 | 不定 |

| | |
|---|---|
| 管理微小病毒 B19 | 对传染有低度危险 |
| 风疹 | 对怀孕前 3 个月有高度危险 |
| 梅毒 | 对怀孕任何时间均有高度危险 |
| 弓形病毒 | 对怀孕 6 个月后危险性最高 |
| 结核 | 罕见，危险程度如何尚未确定 |
| 水痘 | 如在分娩期的 7d 之内出现早产，有高度危险 |

（二）医务人员医院感染高危科室

在医院，有很多特殊科室和工作环节对职工具有较大的或特殊的感染危险性，如透析室、供应室、传染科、口腔科、检验科、化验室等。

1. 透析室

美国 CDC 早在 20 世纪 60 年代就发现透析室工作人员肝炎发病率比较高。在 20 世纪 70 年代的一项调查研究中，发现病人的肝炎感染率超过 6%，而工作人员感染率接近 6%。乙型病毒性肝炎一经带入透析室，就会通过直接接触或通过各种无生命物体，如透析器、镊子、针头和其他仪器及器材表面在工作人员中传播开来。有血污染的物品应立即用 2% 的戊二醛或次氯酸溶液清洁和消毒。采集化验用的血标本后，需用镊子更换针头，接种培养瓶或移入血标本瓶。

2. 供应室

医院供应室负责处理医院内的所有灭菌器材，同时还要对污染器材进行再次处理。由于供应室工作人员经常接触污染器材，有时会受到病原菌的感染，从而成为灭菌器材的污染源，所以对供应室人员的管理显得尤为重要。

（三）感染后的工作限制

患严重的高度传染性疾病的工作人员，或在无完善的预防措施下，已暴露于高度传播性感染病人的职工，为了防止感染扩散，应在一定时期内调离直接治疗或护理病人的岗位即为“工作限制”。

1. 急性腹泻

急性腹泻伴有发热、腹痛或血便等严重症状 24h 以上的职工，可不必等待确诊而立即调离其直接接触病人的岗位。感染者应接受妥善的特异性治疗。非伤寒的沙门菌肠道感染的职工，应调离直接接触病人的岗位，直至两次（间隔 24h 以上）连续培养肠道病原菌阴性为止。沙门菌以外的肠道病原菌感染的职工，经治疗症状消失后可恢复工作。

2. 单纯疱疹病毒感染

原发性或复发的口鼻面部单纯疱疹病毒感染的职工，不应让其治疗或护理高危病人，如新生儿、烧伤病人。手指或手患单纯疱疹病毒感染（如疱疹性指炎）的职工，不应直接接触病人，直至损伤完全愈合为止。

3. 呼吸道感染

呼吸道感染的职工不应直接护理高危病人，如新生儿、婴幼儿或免疫力低下的病人。

4. 链球菌感染

疑为 A 组链球菌性疾病的职工，应做适当的细菌培养，即使其身体状况尚能工作，仍应调离病房，直到排除诊断或接受有效治疗 24h 以后，才可恢复工作。

5. 水痘或带状疱疹

暴露于水痘或带状疱疹的职工若不知其对水痘或带状疱疹的免疫性，应从暴露后第 10 d 起调离工作，直到潜伏期过后才能恢复工作。

6. 结核病

患肺结核的职工，痰涂片检查有结核菌者，应调离其工作岗位直到其经充分治疗后痰检查3次连续无结核菌或痰培养阴性为止。

7.肝炎

可疑感染上甲型病毒性肝炎的职工，不应做护理工作，直到疾病康复。对已知为乙型病毒性肝炎表面抗原携带者的职工，应要求其执行预防措施，以减少传染给他人的危险。HBsAg试验为阳性又在手上有渗出性损伤的职工，在一切直接接触病人及处理接触病人黏膜的器械或非完整皮肤时，应严格要求戴手套或停止一切直接护理病人的工作。透析室或高危病区的工作应选用对乙型病毒性肝炎有免疫力的职工来担任。牙科医护人员在进行牙科手术时应按常规戴手套、口罩及护目镜。

# 参考文献


[1]国家卫生计生委.全国护理事业发展规划(2016-2020年).

[2]梁小芹. 护理本科毕业生核也护理技能体系的构建[D]. 北京协和医学院，2010.

[3]周英凤，黄娜，胡雁，等.我国护理领域证据临床转化研究的范 围综述[J].中国护理管理，2020，20(4)：513-518.

[4]郝玉芳,胡雁.循证护理学[M].第2版.北京:人民卫生出版社,2018.

[5]陈耀龙，杨克虎.正确理解、制订和使用临床实践指南[J].协和医学杂志，2018，9(4)：367-373.

[6]姜安丽. 护理学本科教育标准及专业认证机. 中华护理教育，2014，11(5)：326—329.

[7]彭美慈王春生进国成，等. 护理是什么？—途释植根中国文化的护理概念[J]. 中华护理杂志，2014.39(1)：2 — 5 .

[8]姜安丽，朱玲玲，李静，等.《护理学本科教学基本要求》构建的调查研究[J]. 中华护理杂志，2004.4(4)：358—361.

[9]何芳，蒋川苏. 临床护理新技术渗透护理教学的探讨[J].中国医药指南，2009，702)：142—142.

[10]王红敏.护理法律风险管理现状及对策研究[D].杭州:杭州师范大学,2012.

[11]戴青梅.国内外护理风险管理研究现状与展望[J].齐鲁护理杂志,2007,13(3):103-104.

[12]王红敏.护理法律风险管理现状及对策研究[D].杭州:杭州师范大学,2012.

[13]张小兵.云南省第一人民医院护理风险影响因素的初步研究[D].云南:昆明医学院,2021.

[14]殷磊.护理学基础[M].北京.人民卫生出版社，2002.

[15]史瑞芬，张晓静.护理管理者素质与能力修炼[M].北京.人民卫生出版社，2015.

# 参考文献